飛行機・新幹線内での医療ハンドブック

「お客様の中にお医者様はいらっしゃいませんか?」と聞かれたら

編集 下畑 享良

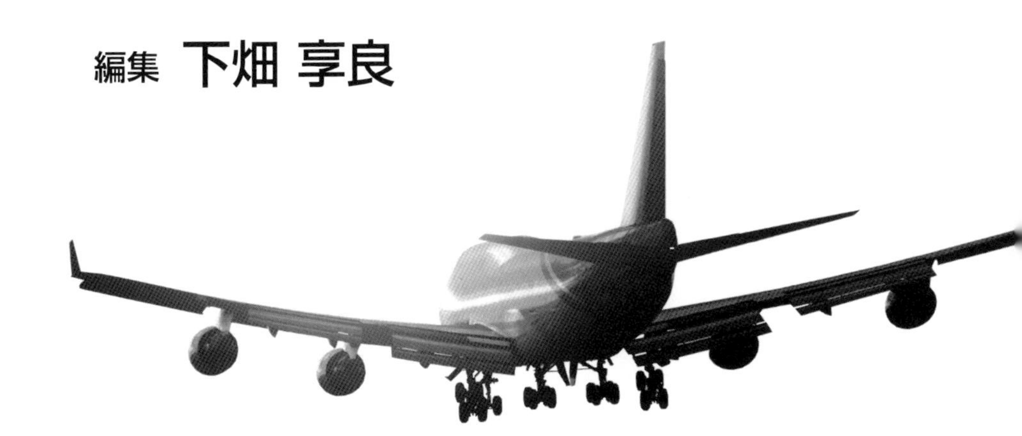

医歯薬出版株式会社

序

航空機内での医師の呼び出しが増加している．その理由は乗客数が指数関数的に増加し，疾患を抱える乗客数も増加しているためである．航空路の約10％をカバーする調査において，2008年から2010年の間に，11,920回の医学的緊急事態があったと報告されているが，これは約600フライトに1回，1時間に1～2回の高頻度という計算になる[1)]．

航空機内はさまざまな疾患を発症しやすい．その理由は，機内は日常と環境が異なるためである．機外は著しく気圧が低いため，機内は海抜2,440mと同等になるよう加圧されている．ダルトンの法則により，気圧の低下によって酸素分圧も低下する．健常人には問題にならないが，何らかの素因を有する場合，低酸素血症が発症の誘因となる．その他，脱水，アルコール摂取，睡眠不足なども誘因となる．頻度の高い症状は失神で，頭痛や痙攣など脳神経内科領域の症状が多い[1,2)]．次いで呼吸器症状や悪心・嘔吐がみられるが，循環器疾患や耳鼻咽喉科疾患も生じる．

また機内の医療に関連して押さえておくべき知識がある．**①医師に決定権はなく，機長が機内における全責任を負うこと，②クルーは心肺蘇生や除細動器などの医学的訓練を受けていること，③医師は地上医療相談サービスを利用できること**などである．機内で利用可能な救急キット（emergency medical kit）や薬剤の種類についても知っておく必要がある．さらに，そもそもアナウンスがあった場合，名乗り出るべきかどうかについても議論がある．名乗り出た場合にも，検査が困難な機内において，どのようなことに気をつけ，何を行うかについて学ぶ必要がある．

本書では航空機，新幹線における医療に関して，各診療科の立場から注意すべき疾患とその対応，持病を持つ患者が搭乗する場合注意すべきことについて解説し，さらに法律問題や医師登録制度などについて最新情報を紹介する．加えて，新型コロナウイルス感染症に対する空港や機内での対策についても説明する．旅行バッグの荷物のひとつに，本書を加えていただければ幸いである．

2021年7月

下畑 享良
（岐阜大学大学院医学系研究科脳神経内科学分野）

文 献

1） Peterson DC et al. Outcomes of medical emergencies on commercial airline flights. N Engl J Med 2013；368：2075-83.
2） Martin-Gill Cet al. In-Flight Medical Emergencies：A Review. JAMA 2018；320：2580-90.

飛行機・新幹線内での医療ハンドブック

「お客様の中にお医者様は
いらっしゃいませんか？」と聞かれたら

CONTENTS

●知っておきたい基礎知識

●法律上の懸念事項

●疾患別の対応

知っておきたい基礎知識

●知っておきたい基礎知識

機内ドクターコールと対応率

錦野義宗（日本航空株式会社）

Point

- 近年は機内での急病人の発生件数は増加傾向にある．急病人発生件数のうち，約30%のケースでドクターコールを実施している．2018年度の実績によると，ドクターコールの応召率は約8割である．
- 急病人発生時には，短い時間でさまざまな側面から情報を得ながら航空会社は運航判断を行う．搭乗している医療従事者による支援は，航空会社が運航判断をしなければならないときに大きな助けとなっている．
- 法的責任への懸念など，応召にはいくつかのハードルがある．応召のハードルを下げるための環境整備が，航空会社の課題である．

「皆様，おくつろぎのところ恐れ入ります．ただいま機内に急病のお客様がいらっしゃいます．お客様の中で，ご協力いただけるお医者様，看護師の方は乗務員までお知らせください」

航空機内において，急病人発生時に，乗務員だけでは対応できない場合，機内アナウンスにより医療従事者に協力を要請することを“ドクターコール”とよんでいる．

日本航空における航空機内での急病人の発生件数とドクターコールの実施件数

2018年度は国内線，国際線合わせて，641件の機内における急病人（軽症者も含む）が発生している．日本航空運航便は年間，約220,000便なので，1,000便当たり3件程度発生していることになる．

症状については，**意識障害**（脳血管障害を疑うものもあるが，起立性低血圧や神経調節性失神が疑われる症例が多い），痙攣発作，腹痛，下痢，嘔吐などの**消化器症状**，**呼吸困難**が多い．また，最近はパニック障害などに起因する**過換気症候群**なども多くみられている．

また641件のうち173件でドクターコール(急病人発生時に，乗務員だけでは対応できない場合，機内アナウンスにより医療従事者に協力を要請すること)を実施している．

さらに，急病人が重症のため代替地への緊急着陸，出発空港への引き返しなど航空機の運航へ影響があったケースが29件報告されている．

近年は機内での急病人の発生件数は増加傾向にある．

ドクターコールの実施と医療従事者の応召

医療従事者に援助をいただく主な症状を定めており，原則としてその症例チェックに基づき，客室乗務員による応急処置(first aid)，バイタルサイン確認と同時進行で，機内アナウンスにて医療従事者に援助を依頼するドクターコールを実施する[*1]．2018年度では，急病人発生件数のうち，約30%のケースでドクターコールを実施している[*2]．ドクターコールを実施したケースのうち，医師の応召率は59%，医療従事者も含めると77%の応召率になる．

日本航空においては，**JAL DOCTOR登録制度**があり，登録医師が搭乗していれば，個別に声掛けを実施している．

また医療従事者が就寝中の場合もあるので，1度のドクターコールを実施しても医療従事者が現れない場合は，複数回実施をすることもある．

ドクターコールに関する課題

1．応召しやすい環境づくり

2018年度の実績によると，ドクターコール実施件数173件のうち，132件について医療従事者の皆様に応召していただいており，応召率は約8割である．

急病人の症状が専門外であっても，地上救急医から助言を受けることができ，客室乗務員が対応できない点滴や注射などの医療行為を実施できる点で，機内での急病人発生時において医療従事者の存在はとても大きく，この

---

*1　体調不良の申し出があり，マニュアルに定める重篤な症状ではなく，バイタルサインを確認し異常がなければ，機内では継続的に客室乗務員が経過を観察している．

*2　2019年度・2020年度は新型コロナウイルス感染症の影響で運航本数と旅客数が激減しているため，2018年度の実績を掲載した．

表1 航空機機内医療支援状況(2018年度計)

		国内線	国際線
急病人発生件数		206	435
ドクターコール実施件数		46	127
ドクターコール応召件数	ドクター応召	29	73
	ナース応召	23	65
	その他医療従事者	4	9
	ドクターコールを実施するも協力者なし	7	34
機内での対応	ドクターズキット使用件数	6	23
	AED 使用件数	1	2
	蘇生キット使用件数	54	156
	CPR 実施件数	1	3
地上支援	地上救急医相談件数	0	19
	救急搬送件数	39	30
運行への影響	代替地への着陸	0	3
	離陸後引き返し	2	2
	離陸前引き返し	14	8

ように多くの方に応召していただいていることに畏敬の念を抱くとともに，深く感謝をしている．

しかし，プライベートで搭乗されているわけであり，速やかに応召していただくには，当然高いハードルがあることも認識している．

また，医療従事者からは「“急病”などという抽象的な表現を用いたアナウンスだと，自身の専門分野以外の症状の場合もあり，応召しにくい」という声をいただく．一方で，機内において全旅客に症状を知らしめることは，傷病旅客のプライバシーの問題もあり，細かな症状についてアナウンスをすることを控えざるを得ないことも多い．

航空会社としていかに応召していただきやすい環境整備をするかが課題であると考えている．

2. 日本航空の対応方針について

機内で応召するハードルのひとつとして，**法的責任**を負う可能性があることに不安があるとの声をいただくことが多い．善意による無償の医療行為を提供した結果に対し免責が認められる「よきサマリア人の法理」に相当する法が施行されていない日本では，医療従事者の皆様が懸念するのも当然のことである．一方で懸念を少しでも払拭するため，日本航空では次のような対応方針をホームページなどで公開している．

表2　ただちにドクターコールを実施する症例(一例)

・意識がおかしい(重症)	・感染症の疑いのある場合
・痙攣	・足が腫れる/痛い
・胸が激しく痛む	・指を切断した
・呼吸が早い(20回以上/分)	・出産
・息苦しい(呼吸困難)	・ショック症状
・血を吐いた	・下血があった
・腹が激しく痛む	

「航空機内における医療行為は，場所的な制約，利用できる医薬品，医療器具，その他多くの制約下で緊急的に行われる診療ですので，その行為に要求される注意義務は軽減されます．当該医療行為に起因して，賠償請求が発生した場合には，原則として当社が賠償金と関連する訴訟費用を負担いたします．」

また，ご協力いただいた医療従事者には同内容のことが記載されたレターをお渡ししている．

機内での医療援助に起因して，医療行為を受けたお客様に対し民事上の損害賠償責任が生じた場合には，故意・重過失の場合を除き，日本航空が付保する損害賠償責任保険を適用する．援助者が個別に加入されている損害賠償責任保険が適用されるときは，その保険金額を超える部分に日本航空の保険を適用する．

近年の取り組み

近年の取り組みとして，2016年度には機内搭乗医師のお客様の声を受け，社内検討を経てパルスオキシメーターならびに電子血圧計の日本航空グループ全機への搭載を実施した．またJAL DOCTOR登録制度の開始により，登録していただいた医師のお客様に迅速に援助していただいたケースもある．

今後も，搭乗中の医療従事者のお客様により応召していただけるような環境づくりに取り組んでまいりたい．

医師登録制度の概要と登録状況 ——今後の課題

長島公之（公益社団法人 日本医師会常任理事）

Point

- 機内で急病人が発生し医療援助が必要になった際，事前に登録した医師に対して客室乗務員が直接声掛けを行う「医師登録制度」により，ドクターコールを実施するよりも迅速な対応が可能となる.
- 日本航空と日本医師会は 2016 年 2 月から「JAL DOCTOR 制度」を開始している. 2021 年 3 月 26 日時点で，945 名の医師が JAL DOCTOR として登録されている.
- 今後より登録者を増やすべく，日本医師会では，登録制度の基盤となる医師資格証そのものの普及を促進している.

医師登録制度とは

航空機内での急病人発生の際に，必要に応じて機内アナウンスにて医師等の医療従事者に支援を依頼する「ドクターコール」が行われるのが，従来は一般的であった．しかし最近は，ドクターコールの前に，事前に登録した医師に対して客室乗務員が直接声掛けを行うことで，より迅速な医療対応を可能にする「医師登録制度」が実施されている．日本においては，日本航空の「JAL DOCTOR 制度」[1] と全日空の「ANA Doctor on board」[2] がある．このうち，日本医師会が協力している「JAL DOCTOR 制度」について説明する．

JAL DOCTOR 制度

日本医師会が発行する医師資格証の仕組みを活用して，医師の事前登録を行う制度であり，日本医師会と日本航空が協力して，2016 年 2 月から開始した．

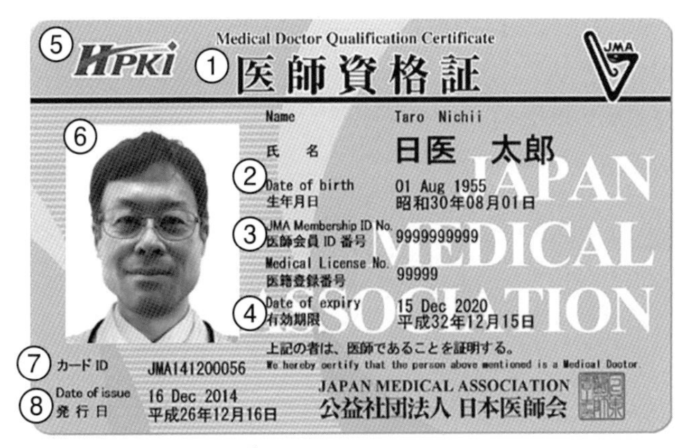

図1　医師資格証の券面[5)]
①医師資格証(名称)，②氏名/生年月日，③日医会員ID(日医非会員は「非会員」と印字)/医籍登録番号，④有効期限(5年間)，⑤HPKIロゴ(2017年1月発行分より印刷)，⑥所持者の写真，⑦カードID，⑧発行日.

1. 医師資格証とは

医師資格証とは，医師資格の電子証明書を格納したICチップを搭載したカードである．また，アナログ的にも，医師資格を確認できる券面になっている(**図1**)．医師であれば日本医師会の会員・非会員を問わず取得できる．

2. 医師の事前登録

登録は任意であり，登録の条件は

① 医師資格証保有者であること
② JALマイレージバンクの会員であること
③ 登録した情報が搭乗する国内線・国際線の乗員・客室乗務員に伝達されることを了承すること

である．

登録の手順としては，まずJALウェブサイト上で登録を行う．その際，医師資格証に記載の医師資格証カードIDと医籍登録番号の情報が必要となる．また,「主な診療科」を一つ選ぶ．その後，上記情報に基づき，日本医師会電子認証センターにおいて医師資格を確認する．

3. 医師が搭乗する際

登録情報(医師であること，主な診療科の2情報のみ)が搭乗便の客室乗務員に伝えられる．搭乗した機内において，急病人やけが人が発生した場合，登録医師へ客室乗務員が直接声掛けする．飲酒や体調不良などにより対応が困難な場合は，搭乗時や緊急時にその旨を客室乗務員へ伝えれば，**辞退することも可能**である．

遠隔医療助言制度として，救急支援依頼時は，機内にある衛星電話を利用して，地上の救急専門医から助言を得る体制(24時間，365日対応)も準備されている．

機内の備品・設備，医療機器・医薬品は，JALウェブサイトで事前に確認できる[3,4]．

医療援助を行った医師の法的保護としては，日本航空が契約している責任保険の範囲で機内において治療を受けた急病人からの賠償請求に対しては補填されるので，医師自身が責任を問われることはない．ただし，故意による過失は除外される．

4. 実績

2021年3月26日時点で，945名の医師がJAL DOCTORとして登録されている．同3月末時点の医師資格証保有者18,154名のうち5.2%の医師が登録していることになる．

制度開始以来，これまでJAL DOCTORに対応が依頼された件数は，

2016年度(約2カ月間)：1件
2017年度：4件
2018年度：11件
2019年度：10件
2020年度：3件

の合計29件であった．2020年度は新型コロナウイルス感染症の流行により旅客機の利用が減少，とりわけ国際線の利用が激減したこともあって，国内線3件と少ない件数となった．

2019年度を見ると，JAL機内における医療インシデント発生件数：596件，そのうち，ドクターコール実施件数：191件．ドクターコール応召人数(1件で複数人数あり)：243名であり，その内訳は，通常のドクターコールへの応召：232名，JAL DOCTORの応召11名であった．JAL DOCTORの応

召は，件数としては10件(国内線4件，国際線6件)であり，患者の主な症状は，意識混濁：6件，昏倒：2件，発熱：2件であった．

今後の課題

JALの客室乗務員からは，「ドクターコールをせずとも直接援助の依頼ができるため，迅速な対応につながる」「機内にお医者様がいらっしゃること，また専門分野をご登録いただくことで安心感がある」との感想・評価が得られた．一方，今後の希望として，「迅速かつ的確な救命対応や乗務員の安心感にもつながるため，今後登録者が，より増えるとありがたい」とのことであった．

日本医師会としても登録者の拡大は重要な課題と考えている．JAL DOCTORの登録者を増やすために，その効果と実績を広報・周知するとともに，制度の基盤となる医師資格証そのものの普及を促進する．そのため，日本医師会では，従来は任意取得であった医師資格証について，2021年度よりおよそ5年間をかけて，すべての日本医師会員に取得してもらう方針を定めた．さらに，新たに医師免許を取得する医師に対して，無料で医師資格証を発行する準備も始めている．

文献

1) 日本航空．JAL DOCTOR制度．(https://www.jal.co.jp/jp/ja/jmb/doctor/)
2) 全日本空輸．「ANA Doctor on board」にご登録いただく医師の方へのご案内．(https://www.ana.co.jp/ja/jp/share/support/doctor/)
3) 日本航空．各種備品・設備のご案内—予約時・空港・機内でご利用いただける各種備品・設備について．(http://www.jal.co.jp/jalpri/equipment/plane.html)
4) 全日本空輸．航空機内の搭載医療品・医薬品．(https://www.jal.co.jp/health/medicines/)
5) 日本医師会電子認証センター．医師資格証について．(https://www.jmaca.med.or.jp/hpki/qualification.html)

●知っておきたい基礎知識

急病人発生時の機内での対応と地上からの支援体制

錦野義宗（日本航空株式会社）

Point

- 機内で急病人が発生した際，客室乗務員は応急処置やドクターコールを実施し，運航乗務員は機内医療従事者や地上医師からの助言をもとに，運航の継続や緊急着陸などの判断を行う．
- 医療従事者が搭乗していない場合や，急病人の疾患が応召した医療従事者の専門外である場合には，機内にある衛星電話を利用し，地上の救急医から助言を受けることができる体制を整備している．
- 地上であれば緊急停車駅から最寄りの拠点病院へ救急搬送することも可能であるが，航空機の場合は洋上のため緊急着陸が不可能な場合もある．運航継続か緊急着陸かの判断には，俯瞰的かつ迅速な対応が求められる．

急病人発生時は，地上から飛行中の機内への支援を必要に応じ実施する．以下，具体的な事例をあげ，航空会社における対応と地上からの支援体制を紹介する．

【事例ケーススタディ】（ヨーロッパ発・東京行きの便）
- ロシア上空を航行時，乗客より手足の麻痺症状の訴えが客室乗務員にあった．
- 意識障害，言語障害などはないものの，右の手足に麻痺が発生．とくに右手の麻痺がひどい状況であった．

では，このようなケースが発生した場合に，具体的にどのような対応が行われていくのかを以下に紹介する．

乗務員の対応

1. 急病人発生時の客室乗務員の対応

複数の乗務員で協力をしながら，容態に応じて以下の対応(代表的なもの)を並行して実施する.

- 意識レベル確認
- バイタルサイン測定
- 医療搭載品(AED，蘇生キット，酸素ボトル)の準備
- 状況に応じて一次救命処置やファーストエイドを実施
- 既往症の確認
- ドクターコールを実施
  →医療従事者の応召が得られた場合には，その指示にしたがう
- 地上医師からの遠隔医療支援を依頼
- 傷病発生記録の作成

2. 急病人発生時の運航乗務員の対応

- 機内医療従事者，地上医師の助言などから緊急性が高いと思われる場合には，運航支援部署と連携を取りながら，近隣の空港への緊急着陸，出発地への引き返し，運航継続などを，運航面の問題点を考慮しつつ総合的に判断する
- 着陸空港へ救急車を要請

地上からの支援 ——Integrated Operations Control(IOC)

まず，日本航空運航便を常時支援しているオペレーション機能の集合体制であるIntegrated Operations Control(IOC)について紹介する(図1). IOCの役割を簡単にいえば，「航空機が安全・円滑に運航できるよう24時間態勢で見守り，支援すること」である．運航の基本となるのは定時運航であるが，悪天候，機材トラブル，機内での急病人発生などイレギュラーな事態が発生したときに迅速に対処して正常な状態に復帰させ，影響を最小限にとどめる働きを担っているのがIOCである．IOCには，運航管理，スケジュール統制，機材運用，整備，顧客サポートといった機能が集約されている.

急病人発生時，症状が軽症であり機内で対応できるような事例であれば，機内のみで対応するが，重症な場合は着陸地の変更なども考慮するので，

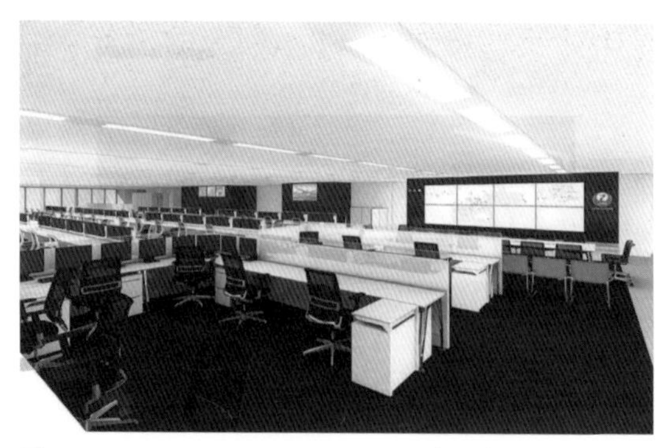

図1　Integrated Operations Control（IOC）

IOCに機内から連絡をとり緊急着陸先の検討を行う．また，遠隔医療助言制度を利用する際に機内衛星電話にてIOCを通じて，地上救急医より医療助言を受けることもできる（「Column」参照）．通話は機内，IOC，地上救急医と3者間で通話をすることができ，3者同時に事態を把握することができる．

24時間，365日，世界中どこを飛行していても，このような形で支援できる体制を整えている．

航空機における急病人発生時の対応の難しさ

航空機における急病人発生時の対応の難しさは，付近に空港が存在しても実際に着陸可能な空港がかなり限られていることである．地上であれば，事前の手配が必要なものの，近くの駅に安全に停車をすることができ，停車駅から最寄りの拠点病院へ救急搬送することが可能であるが，航空機の場合

Column

衛星電話による地上専門医からの支援

機内にある衛星電話から医療センターに連絡をし，現役の救急科専門医から医療助言を受ける体制（24時間365日対応）を整備している．医療従事者が搭乗していない場合や，機内で応召された医療従事者が専門外の疾患に対して航空医学の知識に基づく救急医学的判断の助言を得る目的でも活用されている．日本航空運航便は国内線，国際線ともに利用可能で，年間約20件程度活用している．

は，安全に緊急着陸するためには事前の入念な準備，着陸空港や空港付近医療施設の情報が必要であり，太平洋上などすぐに着陸できる適当な空港がない場合もある．

よって，症状，バイタル，機内での応急措置，投薬の可否，容態の救急度（どのくらいの時間飛行可能か）など機内医療従事者や地上救急医の助言などからなされる医療面の検討に，上記運航面での検討を加えて，運航乗務員は総合的に運航継続か緊急着陸かの判断をしなければならない．

これらの複数にわたる種類の検討を，時速900キロ以上で飛行しながら迅速に行わなければならないところに，航空機ならではの陸上とは異なった難しさがある．

本事例における実際の対応

意識障害，言語障害などはないものの，右の手足に麻痺が発生．とくに右手の麻痺がひどい状況であった．乗客からの申し出の後，速やかにドクターコールを実施し，日本人医師，看護師が応召した．

搭乗医師はIOCの遠隔救急医療助言制度を活用し，東京の地上救急医とで話し合った結果，**脳梗塞の疑いがあると判断**．搭乗医師により酸素投与と末梢静脈への点滴を実施．途中，ノボシビルスク，ハバロフスクなどロシア国内への緊急着陸も視野にいれ，搭乗医師，東京の地上救急医とIOC，機長の三者で医療面・運航面から検討を実施した．急病人の容態，ロシアの医療体制，空港からの搬送時間などを総合的に考慮したうえで，**ロシア国内ではなく千歳空港への緊急着陸を決定**．千歳空港への緊急着陸後，優先的に救急搬送され一命をとりとめた．

当該便は千歳空港へ緊急着陸後，約1時間で千歳空港を出発し羽田空港へ到着した．

搭乗医師に応召いただいたおかげで，地上の救急医は客室乗務員からは得られない，より的確な情報を得ることができ，さらに医療行為である酸素投与，点滴なども実施することができた．酸素投与，点滴などが実施できなければ，ロシア国内での緊急着陸など違った判断をとらなければならない可能性もあった事例である．

空港の医療体制・設備

赤沼雅彦（日本医科大学成田国際空港クリニック）

Point

- 空港内診療所は総合病院ではなく，医師 1～2 名の診療所であり設備も限られている．空港の規模拡大によって設備・体制も変化している．
- いくつかの空港内診療所は 365 日診療をしており，かならずしも固定の医師が診療にあたっているわけではない．医師によって専門領域は違い，診療の可能範囲は異なっている．また，日常の診察以外にも検疫や災害対応など多様な役割を担うことがある．

成田国際空港は日本の海外への主要な窓口ともいえる国際線旅客数が国内最多の空港である．2020 年は新型コロナウイルス感染症の流行により激減しているが，2019 年実績で 1 日の国際線旅客数が平均約 10 万人，国内線旅客数が平均約 2 万人であった．本稿では，空港内診療所である日本医科大学成田国際空港クリニック（**図 1**；以下「当クリニック」）の医療体制・設備の現状を述べる．

成田国際空港と当クリニックの変遷

成田空港は 1978 年 5 月に開港し，当初は現在の第 1 ターミナルの一部のみであった．第 2 ターミナルは 1992 年 12 月に供用開始され，その前日に当クリニックは開院した．当初より 24 時間 365 日，医師，看護師がおり，通常診療が午前 9 時～午後 5 時，救急診療をそれ以外の時間で実施してきた．1997 年 4 月に急患対応室の増設，1998 年に眼科診療開始（毎週木曜日のみ），2002 年に CT 撮影室の増設，X 線撮影室の増設移設（X 線透視装置の増設），4 床観察室の増設を行った．2003 年には SARS の影響により航空・旅行業界は大きなダメージを受け，当クリニックにも SARS 用の陰圧搬送用車いすや簡易陰圧ベッドが装備された．2009 年はインフルエンザのパンデミック（H1N1）

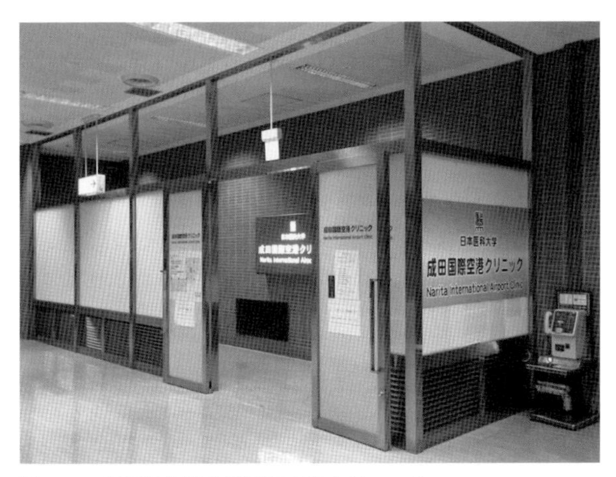

図1　日本医科大学成田国際空港クリニック

2009により機内検疫が一時的に実施されるなど，空港は大きな影響を受けた．2010年は日本航空が会社更生法の適用を受け，第2ターミナルの旅客数は激減した．さらに2011年には東日本大震災（千葉県死亡21人，行方不明2人）が発生し，空港内では死亡や重症の負傷者はいなかったが，原発事故の影響で国際線旅客数の減少がみられた．2012年になり国内線・国際線に格安航空会社（LCC）の就航が相次ぎ，2013年にはさらにLCC便が増便，発着回数におけるLCCの割合が増加した．2015年には第3ターミナル（LCC専用）がオープンし，クリニックでは観察室を内視鏡室と検診室に変更した．2019年には総航空機発着回数8年連続で最高値，国際線発着回数は5年連続で開港以来最高値を記録した．また，航空旅客数，外国人旅客数，国内線旅客数も開港以来最高を記録した．クリニックに歯科診療室を開設し，検診室を増設移転した．

成田国際空港の医療機関と周辺医療の状況

成田空港第1ターミナルには國手会空港クリニックが開院し，現在も継続している．診療は平日の日中のみである．第2ターミナルに当クリニックはあり，毎日9時～17時までは（ただし月，木曜日は18時まで）通常診療，その他の時間帯は急患診療を実施している．その他空港内医療機関は大手会社内の診療所がいくつか存在していたが，2013年にはほぼすべての企業内診療所は順次閉鎖された.

また, 近隣の診療所および病院は成田駅周辺や成田市内住宅地内にあって, 車両移動 8 km～11 km であり, 車両までの移動などを考慮すると空港から30分程度はアクセスに要する. 当クリニックの主要後送医療機関である日本医科大学千葉北総病院への搬送も救急車で約30分を要する. 日中であれば必要時ドクターヘリによる患者後送も実施されている. 空港内には救急車と救急隊のみの三里塚消防署空港分署があり, 空港内の急患搬送に対応している. なお, 空港内には処方箋取り扱い薬局はなく, 院内処方が中心で一部慢性疾患患者には院外処方箋を発行している.

当クリニックの診療状況

1. 勤務員体制

受付業務は朝8時半～平日19時まで, 土曜休日は17時まで事務員がおり, 救急時間帯は看護師が対応している. 平日の日勤は, 所長勤務日では大学派遣医師と2名の医師体制(木曜日は眼科医師を含め3名)であり, 看護師は7名で宿直も含め365日交代勤務している. 放射線技師(単純X線・X線透視装置・マルチスライスCT：16列)は365日日勤勤務, 検査技師(血算・血ガス・ドライケムによる緊急生化学検査・超音波検査など)は平日の日勤勤務であり, 眼科医師は木曜日17時までの診療である. また, 歯科診療は平日15時～19時まで歯科医師1名, 歯科衛生士1名で実施している.

2. 診療対象・内容

通常診療とともに空港職員健康診断, 航空身体検査, 人間ドック(胃内視鏡も選択可), 市の生活習慣病検診も実施している. 当クリニックの1日当たりの患者数は40人弱(健診を除く)で推移してきた. 2012年度までは初診(新規患者)と再診(クリニックに受診歴のある患者)と分類して, それぞれ45%と55%であった. 2013年度より分類を「新規患者」と「受診歴のある初診患者」と「再診」に分けた. 2013年度はいわゆる初診患者が約80%であり, そのうち新規患者は46%, 残りの34%がクリニックに受診歴のある初診患者であり, 再診患者は20%程度であった. 2019年度はそれぞれ新規患者44%, 初診31%, 再診25%であり, 新規患者と初診はわずかに減少し, 再診の割合が増加した.

2013年度は受診患者の内訳は空港勤務者が約59%であり, 乗務員が約

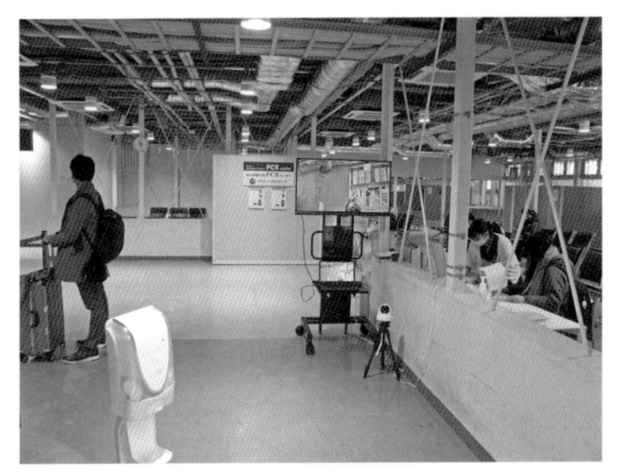

図 2　成田国際空港クリニックの PCR センター

6%，旅客が約 28%，その他が 6%であった．全体の 7.7%が外国人であった．2019 年度では空港勤務者が約 60%でありほぼ同様，乗務員が約 4%，旅客が約 25%とやや減少，その他が 10%とやや増加した．全体の 10.8%が外国人であり，外国人国際線旅客の増加に起因すると思われた．

対象疾患は一般的疾患の感冒・腹痛・旅行者下痢症・皮膚疾患・外傷などから，高血圧，脂質異常症等慢性疾患と，年間数例は脳卒中や急性冠症候群，肺塞栓症(いわゆるエコノミークラス症候群)などがあり多種多様である．

緊急時は直接航空機側または急患発生現場に救急車が行き，救急隊の判断で適切な医療機関へ搬送するようになったため，空港内への往診は最近では航空機事故やクリニック周辺のみである．ターミナルの拡大により，クリニックから医師らが医療資器材を持って航空機乗降口などに出向くより，救急隊が航空機側に直接救急車を着けた方が，より合理的でかつ迅速なためである．

3. COVID-19 への対応

2020 年の新型コロナウイルス感染症の世界的蔓延による空港利用者の激減と勤務者の減少により，受診患者は減った．現在は，航空機搭乗や出国のための健康証明書や新型コロナウイルス陰性証明書の発行を求める旅客に対応している．2020 年 11 月には当クリニックに PCR センター(海外渡航のた

表1 国内の空港内診療所一覧

空港	診療所
成田国際空港 第1ターミナル	國手会 空港クリニック
成田国際空港 第2ターミナル	日本医科大学 成田国際空港クリニック
羽田国際空港 第1ターミナル	翔医会 東京国際空港診療所
羽田国際空港 第2，3ターミナル	東邦大学 羽田空港クリニック
中部国際空港	藤田医科大学 中部国際空港診療所
関西国際空港	近畿大学医学部 関西国際空港クリニック
新千歳空港	尾谷内科 新千歳空港クリニック
福岡空港 国内線ターミナル	丸岡内科クリニック
大阪国際空港(伊丹空港)	大阪国際空港メディカルセンター(豊中市医師会)

めの新型コロナウイルス陰性証明書発行業務など)(**図2**)とPCR等検査室(検査会社委託)を設置し，さらに第1ターミナルにも受付と検体採取実施可能なスペースが設けられ，24時間PCR検査等に対応している．

空港クリニック特殊診療業務

空港内他機関への協力業務として，成田空港検疫所に対しては検疫感染症疑い症例の採血と迅速検査判定業務を，2015年度実績では159件，2016年度には150件実施し，さらに一時期には黄熱ワクチン接種業務を協力実施していた．また，成田税関支署に関しては，ボディパッカー疑い者(体内に麻薬や覚せい剤などを隠して持ち込みを図る者)に対しての腹部X線または腹部CT撮影による腹腔内異物の有無の診断業務を，2015年度実績では57件，2016年度には42件実施している．さらに，東京入国管理局成田空港支局に関しては，収容中外国人の診療業務を2015年度実績では25件，2016年度には8件実施している．

また，千葉県警察，成田市消防本部，成田国際空港株式会社などと協力して，2003年には成田NBCテロリズム対策研究会を立ち上げ，はじめての合同訓練を2004年に実施した．2005年には成田地区NBC災害初動対応マニュアルを作成し，2006年には化学剤のサリンテロ対処訓練，2008年には生物剤の炭疽菌テロ対処訓練，2009年には放射性物質テロ対処訓練，また2011年には化学剤サリンと爆発物テロ対処訓練を実施してきたが，成田国際空港を中心とした災害対処および訓練体制に変更されてきている．

また，航空機事故対処として，毎年大規模な航空機事故総合消火救難訓練に参加するとともに空港内機関中心の小規模訓練にも参加し，2009年3月日のフェデックスの貨物機の横転炎上による乗員2名の死亡事故や，2014年12月のアメリカン航空機の乱気流による緊急着陸にも日本医科大学千葉北総病院の全面的協力により対処している．

その他の国内の空港内診療所

国内の空港内診療所を各空港ホームページから確認すると(**表1**)，羽田空港の第2, 3ターミナルは東邦大学が365日診療を，第1ターミナルは医療法人の診療所が日曜日以外の診療を実施している．中部国際空港は藤田医科大学が365日診療を，関西国際空港では近畿大学医学部が365日診療をしている．新千歳空港と福岡空港(国内線ターミナル)では医療法人の診療所が平日と土曜日午前中診療をしている．また，大阪国際空港(伊丹空港)も豊中市医師会を中心としてできた診療所が平日と土曜日午前中診療をしている．診療時間は各診療所により利用者の状況や対応可能性に応じて決められていると考えられる．診療資器材は各診療所により異なっており，また地域に応じた患者後送体制が構築されていると思われる．

*　　*　　*

●知っておきたい基礎知識

航空機に影響を及ぼす医療機器

島袋林秀(国立成育医療研究センター総合診療部総合診療科)

Point

- 医療機器の電磁干渉による使用制限は，2014 年 9 月に見直され実質問題とならなくなったが，リチウムイオン(Li-ion)電池搭載の医療機器の機内持ち込み・利用が新たな問題として生じている．
- Li-ion 電池搭載の医療機器は，予備電池も含め，手荷物での機内持ち込みが原則でワット時定格量 160 Wh までと制限されているが，航空会社によって対応も異なるため，事前確認が必要である．
- 持ち込む医療機器は，座席への固定を十分行い，飛行時間の 1.5 倍程度使用できる電池容量を確保する．

電子機器である医療機器は，航空機の運航にさまざまな影響を及ぼしかねない．航空機では些細な影響でさえ大事故を招く可能性がある．このため航空機への電子機器の持ち込みやその利用については，医療機器であっても一律に電子機器の使用を厳しく制限されてきた．電子機器の航空機への持ち込みや使用の国際的な緩和に伴い，日本でも 2014 年に「航空機内における電子機器使用に関する規制」が見直しされ，電磁波を理由に制限されてきた医療機器の持ち込みも容易になった．一方で，小型で長時間の稼動が可能であるリチウムイオン(Li-ion)電池搭載の医療機器も数多く販売され，Li-ion 電池搭載の医療機器の機内持ち込みが新たな問題として生じている[1]．本稿では，医療機器の電磁干渉と Li-ion 電池の航空機への影響について概説する．

医療機器の電磁波の問題

1. 電磁干渉への危惧

乗客が持ち込む電子機器から発生する電波が，航空機の電子機器に影響を与えることを電磁干渉という．電磁干渉は航空機の運航上の安全性への懸念から，持ち込む電子機器には従来から厳しい制限があった[1-3]．医療機器であっても事前に航空機の運航に影響がないこと（航空機耐性評価）を確認しなければならない．航空機耐性評価は米国航空無線技術協会（Radio Technical Commission for Aeronautics：RTCA）の認証手順（DO-3073節および4節）に従って確認される．これを準拠するものであれば，離発着時を含めて航空機内で電子機器が利用可能である．RTCAの認証手順に準拠しなくてもelectro-magnetic compatibility（EMC；電磁適合性）試験を満たしており，離発着時以外であれば使用可能である．医療機器の承認・認証には原則EMCに合格することが要件となっているため，医療機器の機内への持ち込み自体には問題ない[1]．しかしRTCA認証に準拠しない医療機器では，離着陸の際に使用制限が生じて患者搬送の現場でしばしば問題となることがある[3,4]．電磁干渉の影響が未確認である医療機器を機内で使用する場合には，各航空会社が多額の費用を使い医療機器ごとに電磁波測定を行い，操縦シミュレータで安全確認を経て許可されていたこともある[3]．

2．電子機器の使用制限の緩和へ

2013年10月に米国航空局からの航空機の電子機器の使用制限が緩和され，同年12月には欧州においても一部緩和された．日本でも2014年9月に国土交通省航空局から使用制限の見直しがなされた[5]．

今まで電磁干渉への強い懸念から，航空機内での電子機器の使用を，航空機の機種によらず一律に制限していた．見直し後は航空機機種の電子機器の耐性から機種を4つのタイプに分けて制限している．とくにタイプⅠに分類される最新鋭旅客機であるボーイング787，ボーイング777，エアバス380などは，電子機器の作動時に電磁干渉はほとんどないとし，航空機外との設備と無線通信を行う電子機器を除き，使用が可能となった．

電磁干渉の観点では，医療機器はEMC試験に適合しており，タイプⅠの機体であれば，医療機器の持ち込みや使用制限は実質ないと考えてよい．他のタイプに分類する機体や同じ形式の航空機であっても使用可能な電子機器が異なることがある．いずれの場合であっても，事前に航空会社に余裕を持って連絡し，医療機器を確認しておく手配は従来とはまったく変わらない[1,3]．

表 1 医療機器の内臓電池の種類

- リチウムイオン水素電池(充電繰り返し可能)
- リチウム電池(充電不可で使い捨て)
- (密閉式)鉛電池
- ニッカド電池
- ニッケル水素電池

電池の問題

1. 航空機への Li-ion 電池の影響

表 1 のように医療機器に搭載されている電池の種類はさまざまである. ノーベル化学賞の吉野彰博士らが開発した Li-ion 電池は小型で軽量, かつ長時間の利用が可能である(**表 2**, **図 1**)ために, 最近は Li-ion 電池が搭載された医療機器も増加してきた. 一方で, Li-ion 電池の発熱・自然発火する事例が世界中から報告されている. 2010 年には, ユナイテッド・パーセル・サービス航空のボーイング 747 の貨物室で, Li-ion 電池が火元と推察される機内火災が生じ墜落事故を起こしている. このため, Li-ion 電池が搭載された電子機器を航空機に持ち込む際には, 厳しい容量制限がある. また, 航空機の貨物室での自然発火は発見しにくいために, Li-ion 電池搭載の電子機器は稼働しなくても, 予備電池も含め客室内の手元で管理することが原則となっている[1].

航空機の客室内に持ち込める Li-ion 電池容量は, 定格定量(Ah)×定格電圧(V)で算出されるワット時定格量(Wh)で規定されている. **機内に持ち込める Li-ion 電池容量は 160 Wh までで, 医療機器にも適応される**. 予備電池についても, 100 Wh までであれば持ち込み個数に制限はないが, 100～160 Wh までであれば 2 個までと個数制限がある(**表 3**).

しかしながら, 制限を超える Li-ion 電池が搭載された医療機器であっても, 生命維持のために必要なことが Medical Information Form(MEDIF)等で確認できる場合は, 個別対応の特例として認められることがある. ただし, 患者ありきの特例であり, 搬送の帰りなど患者が搭乗せず搬送医療スタッフのみの搭乗の場合は, 規定以上の医療機器は機内には持ち込めない[1].

Li-ion 電池の持ち込み基準に関しては, 今後も国際的に大きく変更される可能性がある. 詳細は, 国土交通省ホームページ[6,7]と利用する航空会社に確認していただきたい.

表2　リチウムイオン(Li-ion)電池の利点[1)]

・エネルギー密度が高く，高電圧が得られる
・寿命が長い
・短時間で充電が可能である
・軽量・小型である

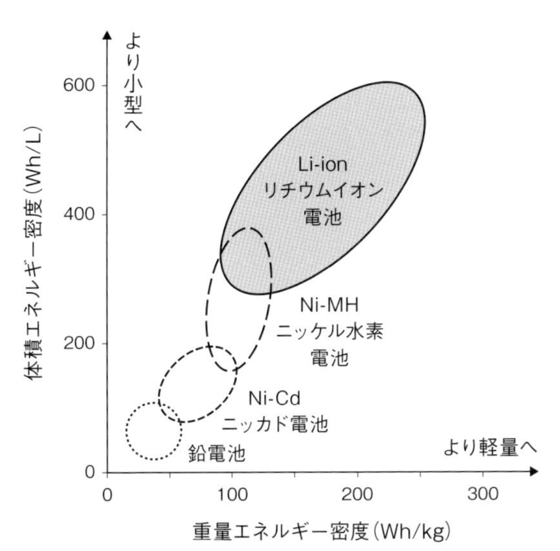

図1　各種電池の比較[1)]
リチウムイオン電池は，他の電池に比較してより小型で(体積エネルギー密度が大きい)，より軽量(重量エネルギー密度が大きい)である．

表3　旅客機へのリチウムイオン(Li-ion)電池の持ち込みの規定[1)]

ワット時定格量の制限		持ち込み手荷物	受託手荷物
本体内蔵	160 Wh 以下	○	○
	160 Wh を超える	×	×
予備電池*	100 Wh 以下	○ 個数制限なし	×
	100 Wh を超え 160 Wh 以下	○ 個数制限(2 個)	×
	160 Wh を超える	×	×

*：予備電池は漏電や短絡しないようにしっかり保護すること．

2. 電動車いす

航空機内で電動車いすは使用できない．しかし一定の規定に従えば受託手荷物として機内持ち込みすることが可能である．機長が①電池の積載場所を把握していること，②Li-ion 電池が国連試験基準マニュアルの要件を満たしていること，③電動車いすに電池が確実に装着されていること，④電源が切られていることなどの条件を満たす場合に限り許可されている．電動車いすの電池が十分保護されておらず，取り外しが可能な場合は，Li-ion 電池を外すこととなっている．その際には①300 Wh 以下の電池であること，②取り外した電池が安全(短絡が生じない処置と損傷からの保護済み)であること，③持ち込み手荷物とすることが決められている．これらについても事前に航空会社の担当窓口に十分に相談する必要がある．

Column

小児医療航空搬送コンソーシアム(J-Pmac)の活動

疾患の特性や小児医療体制の集約化により，急性期の小児患者であっても公共交通機関の民間旅客機や新幹線での搬送する事態がある．民間旅客機での患者搬送では，医療従事者と航空会社がそれぞれの立場で最大限の労力を注いでいる一方で，空の“安全×円滑”の確保に苦労する．2010 年に小児患者の民間旅客機搬送の安全性と円滑性の確保に努めることを目的に，宮坂勝之氏，阪井裕一氏と筆者が中心となり，**小児医療航空搬送コンソーシアム**(Japan Pediatric Medical Air-Transport Consortium：J-Pmac)を立ち上げた．構成メンバーは小児医療に携わる医療従事者や日本航空と全日本空輸の搬送担当部署だけでなく，民間救急車搬送会社や医療機器企業等の多職種から構成されるセミクローズな会であった．小児医療や搬送医療の特徴，医療機器の機内持ち込み問題，小児の搬送実態調査と事例検討，海外の航空機搬送の現状，自衛隊での搬送状況など包括的な話し合いを重ねた．職種によって安全性と円滑性の価値観に相違があることなど，医療従事者側と航空会社側がそれぞれの事情に理解を深めることできた．また，航空搬送に適した医療機器開発の必要性，地上搬送から航空搬送への連携の煩雑さ，搬送後復路の機材の問題など，単に医師や航空会社のみでは解決できない問題も存在することも明らかになった．コンソーシアムの活動機会は最近少なくなってしまっているが，民間旅客機搬送の安全性と円滑性を確保するこのような機会を持つことは今後も必要であろう．

表4 その他の注意事項

(1)	医療機器の持ち込みは一定の規制があるが，最終的には航空会社ごとに対応が異なる．持ち込みや機内利用が決定した時点で速やかに航空会社に確認をする
(2)	医療機器の利用の際には前の座席下に収納する．収納できない場合は隣席を購入し，その座席上に指定のベルトでしっかり固定する
(3)	睡眠時無呼吸症候群で使用されるCPAP(経鼻的持続陽圧呼吸療法)を除き，医療機器の使用には機内電源は原則利用できないため，十分な電池量(飛行時間の1.5倍程度)を用意する
(4)	患者搭乗のない搬送後の復路では，搬送に使用した医療機器が機内に持ち込めないこともあるので事前に確認する

その他の注意事項

電磁干渉やLi-ion電池の容量制限だけでなく，医療機器を航空機内に持ち込み・利用する際には，**表4**にある事項についても留意する必要がある．

おわりに

航空機内への医療機器の持ち込み・利用については，かつては電磁干渉の観点から厳しい規制があったが，見直し以降，医療機器の電磁干渉が問題となることは少なくなった．Li-ion電池を搭載した医療機器の普及とともに，Li-ion電池の容量制限や持ち込み方法が新たな問題となっている．医療機器の持ち込み・利用の際には，国土交通省の関連ホームページとともに利用する航空会社に事前に十分確認をする必要がある．

文献

1) 島袋林秀．小児内科 2020；52：473-8.
2) 航空機の運航の安全に支障を及ぼすおそれのある電子機器等を定める公示．平成15年国土交通省告示第1346号.
3) 島袋林秀・他．日本小児救急医学会雑誌 2006；5：149-52.
4) 島袋林秀・他．日本小児救急医学会雑誌 2006；5：146-8.
5) 国土交通省．航空機の運航の安全に支障を及ぼすおそれのある電子機器の使用制限について．(https://www.mlit.go.jp/koku/15_bf_000005.html)(2021年3月16日閲覧)
6) 国土交通省．航空機への危険物の持込みについて．(https://www.mlit.go.jp/koku/15_bf_000004.html)(2021年3月15日閲覧)
7) 国土交通省．航空機への危険物の持ち込みについて．危険物であっても航空機内への持ち込みまたはお預かりができるもの(PDF形式)(https://www.mlit.go.jp/koku/15_bf_000004.html)(2021年3月15日閲覧)

民間航空機を利用した患者搬送の経験

山崎浩史（高知赤十字病院救命診療部）

Point

- 民間航空機による搬送を考慮する場合，前もって各航空会社のホームページなどで搬送可能な条件を確認し，場合によってはMEDIFとよばれる診断書を提出して，搬送の可否を検討してもらう必要がある．
- 航空機搬送の可否については，もともとの病状もさることながら，酸素，医療機器（とくにバッテリー），ストレッチャーなどの必要性も考慮する．
- 航空機搬送に比較的特有な注意点として，酸素濃度の低下，気圧の低下，騒音，揺れ（とくに予期せぬ上下動）や大きな加減速，医療機器の持ち込み制限などを念頭におく必要がある．

症例の詳細

18歳女性，関東在住．家族旅行で高知に行き，レンタカー乗車中ガードレールに衝突，顔面挫創，意識障害（Japan Coma Scale 200）をきたした．ドクターヘリ出動となり，気管挿管等初療後，高知赤十字病院に収容された．損傷は，外傷性くも膜下出血，顔面骨骨折，左肺挫傷を認めた．その後，状態改善傾向で抜管，酸素投与の必要もなくなり，傾眠傾向ながら促せば短時間の座位は可能で，片言の会話もできるようになった．経口摂取はまだできなかったため，経管栄養と末梢維持輸液を併用，投薬はレベチラセタム1,000 mg/日経管投与のみであった．

リハビリが治療の主体となってきたこともあり，家族は居宅のある関東の病院への転院を希望した．転院調整のうえ，東京都の病院が受け入れ可能とのことで，距離や搬送時間を考慮し，民間ジェット旅客機による高知龍馬空港から羽田空港までの搬送方針とした．

診断書 MEDICAL INFORMATION FORM (MEDIF)　（医師による記入）

以下のすべての欄にご記入ください。“はい”、“いいえ”の欄については、該当する方に(V)印を記入し、航空旅行に際して必要な記述をお願いいたします。

<注1> MEDA3については、医師以外の人でも判る病名、症状を併記してください。MEDA4については、旅程が身体に及ぼす影響も考慮願います。

<注2> 客室乗務員は、応急処置の訓練を受けておりますが、注射、薬物の投与、医療酸素ボトルの操作等の医療行為を行うことは許されておりません。また、お客さまの身の回りの世話等(トイレのお手伝い、飲食のお手伝い等)を行うこと出来ませんので、あらかじめご了承願います。

<注3> 医療器具の設置のための座席確保や、医療器具の用意、設置に伴う経費等は別料金・費用を申し受ける場合もございます。

<注4> 搭乗日含め14日以内(ストレッチャーご利用の場合は10日以内)の日付で作成いただくようお願いいたします。

MEDA1
フリガナ
お客さま(患者)のお名前　年齢　性別

MEDA2
医師
お名前
医療機関名/専門科　住所
電話番号(医療機関)　(緊急時の連絡先)

MEDA3 〈注1〉
診断(病名)・症状
症状の始まった日
(手術を行った日)

MEDA4 〈注1〉
経過(予後)と航空旅行の適否　適 □　否 □
復路便での適否
(往復旅程の場合)　適 □　否 □

MEDA5
感染性疾患ですか？　はい □　いいえ □
“はい”の場合、詳細をご記入ください(他者への感染の可能性、予防策など)

MEDA6
お客さま(患者)容態、および状態は、ほかのお客さまに危害等を与えますか？またはその可能性はありますか？　はい □　いいえ □
“はい”の場合、詳細をご記入ください

MEDA7
離発着時、およびベルトサイン点灯時に背もたれを立てたままの状態で着席できますか？　はい □　いいえ □
“いいえ”の場合は、ストレッチャー手配が必要ですか？　はい □　いいえ □
※ストレッチャー手配につきましては、別途搭乗便の調整・料金が必要となります。

MEDA8
お客さま(患者)おひとりでの搭乗は可能ですか？〈注2〉　はい □　いいえ □

MEDA9
付き添いの方が必要な場合は、医師・看護師または医師が認めた方ですか？
<注2>　はい □　いいえ □

MEDA10
機内で酸素吸入を必要としますか？　はい □　いいえ □
“はい”の場合は、酸素量(ℓ/分)をお知らせください　酸素量(ℓ/分) □ ℓ/分
離発着時含め常時使用しますか？　はい □　いいえ □
使用方法をお選びください※　同調 □　連続(吹き流し) □
酸素ボトルの操作は、お客さま(患者)ご自身又は付き添いの方で可能ですか？　はい □　いいえ □
※呼吸同調器は、呼吸にあわせて酸素を吸う時だけ酸素ボンベから酸素を供給する器械

MEDA11 / MEDA12
空港・機内で、薬物等を用いた医療行為を行う必要がありますか？〈注2〉
また医療機器を使用されますか？〈注3〉
(例　人工呼吸器、吸引器など)
(a)空港において　はい □　いいえ □
(b)機内において　はい □　いいえ □
“はい”の場合、医療機器の詳細をご記入ください
■メーカー名：
■製品名(型番)：
医療機器に使用するためのバッテリー(予備を含む)は生命維持のために必要ですか？　はい □　いいえ □
■バッテリー：
※バッテリーは航空輸送上の制限品にあたるため、種類や個数・容量によって輸送が制限されております。

MEDA13 / MEDA14
乗り継ぎ時や到着後入院が必要ですか？
(a)乗り継ぎ時(含、宿泊)　はい □　いいえ □　“はい”の場合は、手配の内容をご記入ください
(b)到着後　はい □　いいえ □　“はい”の場合は、手配の内容をご記入ください

MEDA15
その他、特殊な食事、機内サービス等、特に留意すべき点はありますか？　はい □　いいえ □
“はい”の場合は、詳細をご記入ください<注3>

MEDA16
その他、手配されたことがありましたらご記入ください。

お客さま(患者)の現在の状態について、検査所見と治療状況を含め細述をお願いいたします。

上記のとおり診断します。
発行年月日〈注4〉　医療機関名　フリガナ 医師名(ご署名)

(Ver. JAN21)

図 1　診断書 MEDICAL INFORMATION FORM (MEDIF)[1)]

搬入までの手続き

航空機搬送にあたっては，MEDICAL INFORMATION FORM(MEDIF)という診断書等(**図 1**)[1,2)]を航空会社に提出し，搬送可否をうかがうこととなった(「Column」参照)．検討事項は 16 項目に及ぶが，民間航空機による搬

表 1　民間航空機による患者搬送の際の留意点

・地上より低い気圧(0.7-0.8 気圧) ・酸素分圧の低下 ・騒音 ・離着陸時の大きな加減速，着陸時の衝撃 ・急な揺れ ・狭隘なスペース	・医療機器や資器材の持ち込み制限，固定 ・マンパワー不足 ・他の乗客への影響 ・緊急時の直近医療機関への搬送に時間を要する

送という性質上，**表 1** のような条件を検討する必要があった．MEDIF に「酸素投与は不要だがモニターと吸引器およびストレッチャーが必要，医師が付き添う，他の乗客へ危害を与える可能性は低い，感染性疾患でない」などを記載・提出し，判断を仰いだ．

やがて搬送許可がおり，ドクターカーに当該患者と両親，医師と看護師が同乗し高知龍馬空港まで搬送，その後患者と両親と医師が羽田空港まで航空機に同乗，そこから医師は高知に帰り，患者と両親が救命士の同乗する民間救急車にて目的の病院まで向かうこととなる．なお，搬送にかかる費用は，患者，家族，同乗医師の航空運賃(医師は往復分)，航空機内での患者のベッド料金(航空会社や機種によるが，患者 1 名分の航空運賃におおむね 2〜4 万円上乗せ．ベッド占有座席分の料金がかかるわけではない)，羽田空港からの民間救急車使用料が発生するが，これらは原則本人・家族負担となる．

Column

MEDIF

「MEDICAL INFORMATION FORM」の略．疾患や障害のある人が航空機に搭乗する際に主治医などに記入してもらい，航空会社に提出する診断書．基本的なフォーマットは各航空会社でほぼ共通であり，ホームページからダウンロードし入手可能である．記入項目はおおむね**図 1** のごとくであり，記入後は FAX やメールで当該航空会社に送付し，搬送の可否について判断を仰ぐこととなる．MEDIF の有効期間や提出期限ほか詳細は，各航空会社ホームページを参照していただきたい．旅行先での急病や外傷後，容態が安定し，民間航空機搬送となりそうな事例では早めに MEDIF の項目をチェックし，それに着目した治療を進めることで航空機搬送が受け入れられやすくなり，より安全・円滑に実施できると考えられる．

表2 航空機内への持参物品

医療機器	モニター：日本光電 BSM-1763 型 吸引器：新鋭工業 パワーミニック VL-60 型
医薬品	メトクロプラミド，ジアゼパム，プロポフォール
その他	輸液セット，駆血帯，アルコール綿，固定用テープ，注射器，注射針， 手袋，ポケットマスク，換気フィルター，ペンライト，ゴミ袋，

表3 高知龍馬空港到着から羽田空港到着までの時系列

10:11	高知龍馬空港緊急ゲート前到着
10:30	搭乗する航空会社職員によるモニター，吸引器のチェック
11:10	搭乗者の保安検査（緊急ゲート前にて）
11:30	機内へ搬入
11:57	離陸開始
13:01	羽田空港着陸
13:25	機内より搬出
13:45	羽田空港より転院先病院に向け出発

航空便は11時45分高知龍馬空港発，13時00分羽田空港着，機種はボーイング社737-800型機というジェット機であった．携行資器材としては，心電図・血圧・経皮的酸素飽和度（SpO_2）が1台で測定可能なバッテリー駆動式モニター，バッテリー駆動式吸引器，病状悪化時に対応するための医薬品（**表2**）を持参することとした．

朝の分のレベチラセタムを投与，飛行中の揺れなどで嘔吐の可能性があるため経管栄養は休止（経鼻胃管は留置したまま），末梢輸液ルートは継続とし，輸液ポンプは装着せず60 mL/hr程の輸液速度とした．高知龍馬空港を出発する90分前には空港に到着するようあらかじめ指示があったため，10時11分に事前に指定されていた空港の“緊急ゲート”前に到着した（**表3**）．当該患者・医師とともに両親もそこから機内に搭乗可能であったが，機内への担架搬送には他に4名を必要としたため，搬送要員を含め機内に入る者全員（計8名）の持ち込み物品チェックや身体検査（金属探知機によるチェックなど）が行われた．その後，駐機場内にドクターカーに乗車したまま進入，一般客搭乗の前にボーディングブリッジへの階段を使用し，11時30分に患者を担架で機体左前方出入口から機内へと搬入した．

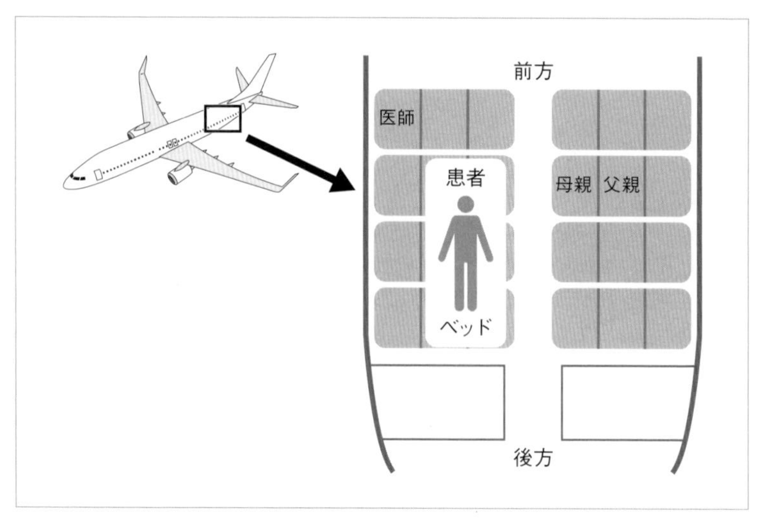

図2　機内での患者，家族，医師搭乗位置

機内での様子

機内のベッド位置は左側最後尾(**図2**)で，9席(座席番号36〜38各列のA〜C)のシートを倒しベッドをしつらえ，カーテンで仕切れるようにした．搬入後 SpO_2 モニターを右手指に装着，輸液ボトルはフックで吊るすと揺れや衝撃で外れる可能性があるため，ベッドの支柱に紐でくくり付け，患者の肩および腹部にあたる位置にはシートベルトがあるためそれを装着した(**図3**)．両親はベッドの通路を挟んで対側(進行方向右側)に着席し，医師は患者ベッドのすぐ前方に着席，いつでも後方の患者を観察できる位置で出発に臨み，ほぼ常時，患者の観察を続けることとした．

11時57分に駐機場離脱開始し離陸したが，その際容態変化は認めなかった．その後も嘔気・嘔吐や痙攣など含め容態変化は認めず，着陸時の衝撃にも変わりなく無事に13時01分に羽田空港ターミナルに到着した．機内経過中の心拍数は約60〜85/分，SpO_2 は酸素投与なしで98〜100%で推移した．

搬出

他のすべての乗客が降りた後，13時25分に機体右前方出入口から搬出を開始した．パッセンジャーボーディングリフトとよばれる，担架のまま乗降可能な車両に搬出し，その後待機していた救命士同乗の救急に乗せかえ，患

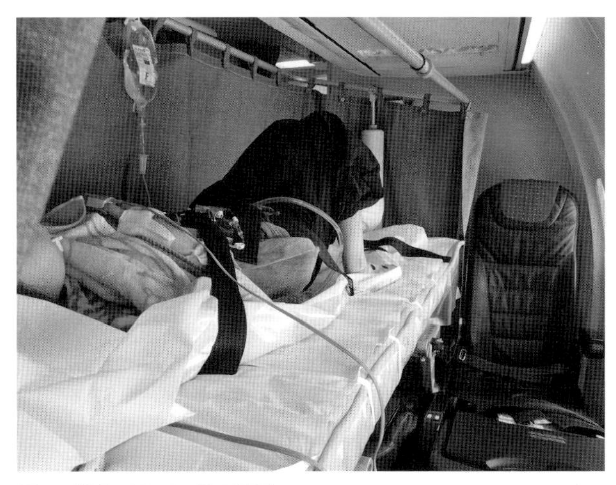

図3　機内でのベッドの設置

者と両親は無事に転院先の病院へと向かった．

羽田空港まで付き添っていた医師は往路と別の航空会社便でその日のうちに高知に戻る予定であったため，モニターと吸引器のサイズ，重量，バッテリーのタイプなどについて，改めて羽田空港で航空会社のチェックを受けたが，機内持ち込みは差し支えなかった（持参していた注射針は機内持ち込み不可であったため，処分していただいた）．その後無事に高知に戻れた次第である．

考察

民間航空機による遠隔地への転院搬送に際しては，受入れ病院の選定は当然ながら，航空機による搬送のリスクが重要な検討事項となる．具体的には**表1**のような特殊性を考慮する必要がある[3,4]．

機内は与圧されているが0.7〜0.8気圧のため，酸素投与を考慮する必要があり，閉鎖腔がある場合はそれが膨張するため，気胸やイレウスがあればドレナージや減圧チューブ挿入の必要がある．同様に，気脳症がある場合は感染のリスクが増し，耳管機能障害がある場合は中耳炎を起こす可能性がある．騒音については，聴診器はまったく役にたたず，会話も大きめの声でないと意思疎通が困難であるため，患者の訴えが把握しづらい．離着陸の加減速・衝撃や，急な揺れにより疼痛や苦痛が生じる可能性があれば，前もって

表4 民間航空機による患者移送手順

業務手順	担当
患者移送可能かの判断	医師
↓	
搬送先病院の選定 MEDIFなど各種書類の準備 (※駐機場内に患者搬送車両ごと進入する場合は, 空港へも書類提出が必要) ↓ 航空便の選定 ↓ 担当航空会社, 高知龍馬空港へ書類提出	地域医療課
↓	
航空便決定(搬送許可), 出発	

鎮痛・鎮静を考慮する必要がある. 患者ベッドは基本的に座席を倒し設置するため, 診療スペースは狭く患者へのアプローチに制限がある. 医療機器についても, バッテリーや酸素ボンベなど事前に申請が必要なものがあり, それらの固定も機内スタッフに確認する必要がある. マンパワーは当然限られ, 機内スタッフは応急処置以外の医療・看護行為を行うことは許されていない(**図1**). 機内で対応困難な緊急事態が生じても, ドクターカーのように「いったん速やかに近隣医療施設に駆け込む」という訳にはいかない. また, 他の乗客への配慮として, 意識障害や意思疎通困難な患者の発声や, 失禁・分泌物がある場合の臭気などにも留意する必要がある.

これらのことから, 搬送には際しては主治医の同乗もさることながら, 災害派遣医療チーム(DMAT)やフライトドクターなど, 航空機搬送について知識や経験のある医師・看護師の同乗が望ましいであろう.

転院搬送時の実際の手順(表4)

民間航空機による転院移送が選択肢にあがった時点で, 担当医が当該航空会社からの資料・診断書等[1,2]を検討し, 移送可能と考えられれば担当部署(当院の場合, 地域医療連携課)に, 転院先や航空便の選定, 到着空港から転院先までの搬送手段の手配, 航空会社や空港に提出が必要な書類(MEDIF等)の準備などを依頼することになると考えられる. ただ, それらの書類への記載内容や搬送に際してのリスク・対策を検討するのは, 患者に直接かかわる医療スタッフである．それゆえ，航空搬送にかかわる条件・資料等をあらかじめ知っておくことで，速やかな搬送の可否決定や，安全な搬送の実施につながると考えられる．

2021年現在，コロナ禍のため遠方への移動は減少しているが，高齢化が進む昨今，このような事例が一定の割合で起こりうると考えられ，その際はこの報告が少しでも参考となれば幸いである．

文献/URL

1) JAPAN AIRLINES. 診断書・同意書について.（https://www.jal.co.jp/jalpri/pre-application/certificate.html）
2) ANA. 診断書について.（https://www.ana.co.jp/ja/jp/serviceinfo/share/assist/other/medical-info.html）
3) 大川元久・他. ICUとCCU 2012；36：593-601.
4) 日本集団災害医学会. DMAT標準テキスト改訂第2版. へるす出版；2015, p138-43.

*　　*　　*

MEMO

法律上の懸念事項

応召義務違反にあたるのか

橋本雄太郎(杏林大学大学院国際協力研究科)

Point

- 航空機内でよびかけに応じず，名乗り出なかった医師が，医師法第19条第1項の応召義務違反となる可能性はないものと考える．
- 刑法第218条の保護責任者遺棄罪に問われる可能性はないものと考える．
- 唯一の救助可能者であったという証明が不可能であることから，そもそも医師法第19条第1項にいう義務者には該当しないと考えられる．

問題の所在

航行中の機内アナウンスで,「お医者様はおられませんか？」というよびかけに対して，搭乗中に遭遇した医師が名乗り出なかった場合をめぐる法律問題に関し，2つの面，すなわち①そのような場合において，名乗り出なかった医師の法的責任の有無の問題と，②名乗り出ない理由を考え，名乗り出やすい環境にするための法整備の問題について考察する．ここでは，まず，①について検討する．

なお，本稿における考察は，国内線の航空機内で生じた事案を想定している．

医師としての義務

1．応召義務違反になるのか

医師法第19条第1項は,「診療に従事する医師は，診療の求があった場合には，正当な理由がなければ，これを拒んではならない.」と規定する．

この応召義務は，憲法第13条(幸福追求権)，第25条(生存権)を実現するために，医師は，医師という資格を国により付与されたことに対してもっぱら国に対して負う公法上の義務とされ，依頼者は，その反射的利益を受けるにすぎないというのが法律上の通説的な理解である．それゆえ，現在の医師法に規定されている応召義務には罰則が規定されていない(旧刑法第 427 条第 9 号，警察犯処罰令第 3 条第 7 号，国民医療法等では罰則がついていた)．

なぜこのような義務を課したかといえば，国民の生命・身体の保護・救護，具体的には，病気を治し，病状悪化を防ぎ，健康回復をはかり，死の結果を防止することが，医師の本来の職業倫理的義務と考えられているからである．さらに，これらを医師のみができる能力を持っていることが，医師法第 17 条に「医師でなければ，医業をしてはならない．」と規定されているからである．

しかし，医師法第 19 条第 1 項は「診療に従事する医師」と，応召義務が発生する場合を限定している．したがって，私的な旅行中，あるいは学会出張等の本来の診療場所以外の航空機内において，診療の求めるアナウンスに応じなかったからといって，ただちに医師法に規定する応召義務に違反とされる可能性はかなり低いと考えられる．また，求めに応じなかった結果，当該乗客の症状が悪化して重篤な状態になったとしても，民事上の損害賠償責任が生じる可能性は低いと考える．

民事および刑事の法的責任が生じる可能性が低いと考える根拠は，当該航空機内において，**唯一の救助可能者(独占的地位を有する者)**であったという**証明が事実上不可能**であるからである．

2. 保護責任者遺棄罪の成否

刑法第 218 条は「老年者，幼年者，身体障害者又は病者を保護する責任のある者がこれらの者を遺棄し，又はその生存に必要な保護をしなかったときは，3 月以上 5 年以下の懲役に処する．」と規定する．この条文の「遺棄」を“不作為”で実現したか，または「その生存に必要な保護をしなかった」という“不作為”行為に該当するのか，という問題である．

何もしない“不作為”行為に対して法的責任を問えるのは，結果防止義務を負っている者が，その義務違反を犯しているところにある．この義務の発生根拠としては，法令，契約(引受け)，事務管理，先行行為などがあげられる．医師には，医師法第 19 条第 1 項により応召義務が存在しているが，既述のように，公法上の義務であるうえに，唯一の救助可能者であったという証明が不可能であることから，そもそも，**本条にいう義務者には該当しない**と考えられる．

3. 応召義務に関する「正当事由」

医師法第19条第1項は「正当な事由」があれば義務違反にならないと規定する．何が正当な事由かについて，昭和30年8月12日厚生省通達が指針を与えているが，あくまで公法上の義務の範囲内での解釈の問題として考えられ，それ自体は，医師にとってかなり厳しい内容になっている．ただし，医師の相対的免許取消事由とされてはいるものの，これまでその例がない．本規定に罰則がない以上，この「正当な事由」に関しては，法的拘束力があまりないものと考える．また，応召義務に関する，作為義務，注意義務というものの限界づけの基準とは区別される議論なので，本稿ではこれ以上触れない．

おわりに

航行中の機内アナウンスのよびかけに，そこに遭遇した医師が名乗り出なかったとしても，法的責任が発生する可能性がほとんどないことは明らかになったと考える．もっとも，倫理的，あるいは道義的な責任は生じる可能性はあるが，これらは強制力を持たない．内心的な問題といえる．

文献

1）橋本雄太郎．病院前救護をめぐる法律問題．東京法令出版；2006.
2）橋本雄太郎．救急活動をめぐる喫緊の法律問題．東京法令出版；2014.
3）金沢文雄．医師の応召義務と刑事責任．日本医事法学会編．医事法学叢書第2巻 医療行為と医療文書．日本評論社；1986：39-58.
4）久保野恵美子．善い隣人法案．ジュリスト 1999；1158：78-83.
5）樋口範雄・他．救命と法．ジュリスト 2002；1231：104-34.

*　　　*　　　*

促進するための法整備

橋本雄太郎（杏林大学大学院国際協力研究科）

Point

- 緊急事務管理（民法第 698 条）の規定では，医師に重過失が認められると，損害賠償責任が発生する．
- 緊急事務管理の規定を，医師の行為に重過失があったことの証明責任を救助される側に改正されれば，当該医師が法的責任を問われる可能性は少なくなる．
- 応急手当実施者を保護し，応急手当が積極的に実施される社会を形成するために，応急手当実施者を法的に無答責にするような法律を立法することを提案する．

医師が積極的に名乗り出ない理由

医師が積極的に名乗り出ない理由として，名乗り出て診断治療を実施した際に，何らかの医療上のミスが生じた場合，あるいは自分の専門外の分野に属する症状で手に余ると判断した場合に，何らかの法的責任が生じる可能性があるのではないかと考え，躊躇していることが容易に想像される．

たとえば，バイスタンダーになりうる一般市民に対する意識調査ではあるが，これまでの内閣官房広報室の調査によると，何らかの法的責任が発生するのではないかと考えて，積極的に応急手当を実施しない人が相当数存在することが明らかにされている．同様に，東京消防庁が，いわゆるバイスタンダー保険を立ち上げる際に実施した事前の意識調査でも，「責任を問われるおそれがあるから躊躇する」という回答者が 2 割以上いた．

したがって，応急手当を実施する医師等の法的責任を免責できるような法整備ができれば，積極的に名乗り出る社会を構築していくことができるものと考える．

民法第 698 条：緊急事務管理と「よきサマリア人の法理」

1. 緊急事務管理

わが国において，応急手当における要救助者と応急手当実施者との法律関係が，民法第 698 条の「**緊急事務管理**」の関係であることはあまり知られていない．いわゆる“人のよいバイスタンダー”が，頼まれもしないのに傷病者を救護した場合には，**重過失がないかぎりは民事上の責任を問われること**はない，とする規定である．しかし，この規定の存在は国民にあまり知られておらず，このこと自体が課題といえる．すなわち，重過失がなければ，法的責任に問われないことを国民が認識していない現状がある．ただし，重過失という，いわゆる“思わぬ，常軌を逸したポカ”がないかぎり法的責任は負わないとされているが，逆に言えば，**損賠賠償責任等の法的責任を負わされる可能性があることが皆無ではない**ということである．ここに，応急手当の促進を促す際の，もうひとつの課題が存する．

2. 「よきサマリア人の法理」

ところで，わが国の民法をはじめとする主な基本法は，フランス法やドイツ法などの大陸法を明治初期以来継受してきた．既述のように，傷病者とバイスタンダーとの法的関係は民法第 698 条の緊急事務管理と考えられているが，これも大陸法の考え方によるものである．これと法体系の異なる英米法には，緊急事務管理という考え方はないが，その代わり「**よきサマリア人の法理**」という考え方があり，医師やバイスタンダー等が応急手当を実施した場合に，アメリカ合衆国の各州やカナダでは，法的責任をあらかじめ免除しておく法律が存在している．ただし，誤解を避けるために指摘しておくと，「よきサマリア人の法理」においても，重過失がある場合には法的に無答責ではない．ほぼ同じ内容を有するものの，**アメリカ合衆国においてその考え方は国民によく知られており，AED の普及・啓発のために活用されている**．この点はわが国とは事情を異にしている．

3. 適用上の課題

緊急事務間の規定が適用されるということになれば，下記の 3 つの課題がある．まず第 1 に，**緊急事務管理であることの立証が救助者側にあること**，第 2 に，**重過失でないことの証明責任も救助者側にあること**である．「よきサマリア人の法理」の場合には，**これらの証明責任が救助される側にあること**

から，立証責任の面で救助者が有利に扱われることになっており，実質的に無答責と同じような状況になっている．そこで，わが国では，重過失の証明責任の転換を目指した立法提案もなされている．そして第3に，緊急事務管理は応急手当(積極的に係わりを持つこと)を推奨する制度ではなく，民法は事務管理を義務付けてはいないことである．こう考えると，応急手当促進の観点からも現行の規定には少々難があるといえる．

したがって，バイスタンダーによる応急手当促進のためには，緊急事務管理の規定だけでは不十分であり，ほぼ同じ内容と機能を持つ「よきサマリア人の法理」を立法化するという主張も，的確な課題解消方法とは考えられないことになる．

「応急手当実施者保護法(仮称)」制定の提案

こう考えてくると，わが国において，救急患者に対応する医師だけでなく，バイスタンダー，救急隊員等が応急手当・応急処置を実施した際に重過失が認められる場合にも，民事的には完全に無答責とする「**応急手当実施者保護法**」とでも称すべき法律を立法化することが必要と考える．

新たな観点から画期的な法律を制定することにより，マスコミによって大々的に紹介されることが期待され，国民にその存在を積極的にアピールする機会が設けられることになり，救護を促す効果も期待できる．予後を考えると，医学的にも医療経済的にも効果があると考えられる．

そこでわが国においても，応急手当・応急処置をバイスタンダー，医師等が躊躇することなく迅速に実施することが，予後を含め医学的に考えると効果のあることが明らかであり，「応急手当実施者保護法」とでも称すべき法律を立法化することが必要と考える．

おわりに

たまたま搭乗中に，機内アナウンスでよびかけに応じなかったとしても，法的責任が問われる可能性は少ないといえる．しかし，そのような場合に名乗り出て診断・治療にあたる医師に対して，法的に保護する，すなわち無答責にするように法律を整備し，医師が積極的に名乗り出やすくすることが必須と考える．

文献

1）橋本雄太郎．病院前救護をめぐる法律問題．東京法令出版；2006.
2）橋本雄太郎．救急活動をめぐる喫緊の法律問題．東京法令出版；2014.
3）金沢文雄．医師の応召義務と刑事責任．日本医事法学会編．医事法学叢書第 2 巻 医療行為と医療文書．日本評論社；1986：39-58.
4）久保野恵美子．善い隣人法案．ジュリスト 1999；1158：78-83.
5）樋口範雄・他．救命と法．ジュリスト 2002；1231：104-34.

* * *

疾患別の対応

飛行中の機内で発生する急病人：総論

大越裕文（航仁会西新橋クリニック）

Point

- 機内で発生する急病人は，機内の特殊環境がその発症に大きく関与している場合が多いことから，事前の評価と対策が重要である．
- 発生する急病人は一過性の意識障害や中耳炎などの軽症例が多いが，心疾患，脳血管障害を疑わせる重症例も発生している．
- たまたま乗り合わせた医師が急病人に対して診療を行う際には，機内環境の影響を十分考慮に入れ，客室乗務員，機内搭載の医薬品，医療機器，地上支援システムを活用する．

今日，航空機は便利な移動手段として，世界中で多くの人に利用されている．旅客数は年々増加し，2017年の年間利用者数は40億人を超えた．容易に国内外を移動できる時代となったわけである．しかし，ここで留意しなければならないことは，「便利である＝安全」ではないという点である．航空機による移動は，種々のストレスを伴う．とくに，飛行中の機内は，気圧や湿度などが地上と異なるため，健常人であっても健康問題を生じるリスクがある．機内で発生する健康問題は軽症例が多いが，なかには医師による治療が必要な重症例も発生している．

機内で急病人が発生すると，客室乗務員が初期対応を行うが，客室乗務員が対応できない場合は乗客の医療従事者の応援を頼むことになる．いわゆるドクターコールである．日本の航空会社の報告によると，ドクターコールに対して70％以上のケースで医師の援助が得られている[1,2]．しかし，飛行中の機内での診療は，日常診療よりも負担が大きく，不安を抱く医療従事者も多い．協力を申し出た医療従事者がスムーズに対応できるためには，機内環境とその影響を理解し，航空会社が行っている急病人対策をうまく活用することが必要である．

飛行中の機内環境と影響

急病人の病状を把握するためには，飛行中の特殊な機内環境を理解することが重要である[3]．

1．機内気圧の変化

飛行中の機内は，与圧装置などの機内環境コントロールシステムにより調整されているが，巡航中は最大0.74気圧まで低下する．その影響で，既存の心疾患や呼吸器疾患の悪化，新たに虚血性心疾患や脳血管障害を引き起こすリスクがある[4,5]．また，飛行中の気圧変化は，**中耳炎**，**副鼻腔炎**，**歯痛**，**腸管ガスの膨張による腹痛**を起こしやすくする[3]．

2．湿度

機内に取り入れている外気は湿度がきわめて低いため，飛行中の機内湿度は徐々に低下する．長距離国際線の機内では相対湿度が10～20％まで低下する．その結果，**鼻や喉の粘膜の障害**や**コンタクトレンズによる角膜障害**を引き起こしやすく，不感蒸泄の増加により**脱水**になりやすい[6]．

3．長時間の着席

機内のような低湿度環境下で長時間座っていることは，**静脈血栓塞栓症**のリスクが生じることになる[7]．旅行中は，航空機以外の乗り物の中でも長時間着席するため，旅行者血栓症という名称で注意喚起がなされている[8]．長時間フライトでは，迷走神経反射による失神や前立腺肥大患者の尿閉も引き起しやすい．

4．密集した空間

航空機内は，空間に乗客が密集して着席していることから，感染症のリスクが懸念されるが，機内はHEPAフィルターを用いた換気システムが装備されていることからエアロゾル感染や空気感染のリスクは低い．しかし，飛沫感染や接触感染は避けられないため，感染症が疑われた場合は，ほかの乗客から離す対応がとられる．

5．その他

気流の悪いところを通過する際の航空機の揺れは**外傷**や**乗り物酔い**の原因

となる．また，狭い機内では，**パニック発作**などの精神科疾患が悪化するリスクがある．

機内環境以外に，搭乗前の疲労，移動による身体的負荷，時差による体内リズムの乱れも機内の健康問題の発症要因となる．

航空会社の急病人対策

航空会社は，機内で発生した急病人に対応するために種々の対策を講じている．ドクターコールに協力を申し出た医療関係者はこれらの対策を理解し，積極的に活用すべきである．

1．客室乗務員教育

すべての客室乗務員は，国際民間航空機関によりファーストエイド教育が義務付けられており，自動体外式除細動器（AED）使用を含めた心肺蘇生術や，協力を申し出た医療関係者をアシストする訓練を受けている．

2．医薬品・医療用具の機内搭載（表1）

航空機内には，医薬品・医療用具が搭載されている．日本の場合は航空法で最低限搭載しなければならない医薬品と医療用具が定められており，2001年から搭載が可能となったAEDも，現在では搭載が義務づけられている[5)]．そのほか，航空会社の判断で追加可能な薬剤と医療用具が定められている．なお，機内に搭載されている医薬品や医療用具の情報は，各航空会社のウェブサイト上に公開されているので，ぜひご参照いただきたい．

3．地上からの医療支援システム

航空会社が契約している医療機関の医師が要請に応じて地上から支援を行うシステムである．地上で対応する医師は，機内急病人処置の訓練を受けているため，支援を申し出た医療関係者が対応に困る場合は医療支援システムを利用すべきである．

4．急病人対応の流れ

急病人が機内で発生すると，客室乗務員は急病人の症状確認とバイタルサインの計測を実施し，軽症例の場合は症状に合わせたファーストエイドを実施する．医師の応援が必要な場合はドクターコールを行い，協力が得られた

表1　機内に搭載されている医薬品・医療用具

医薬品		医療用具・用具
点滴溶液	生理食塩液 200 mL	聴診器
ブドウ糖溶液	20%ブドウ糖溶液 20 mL	血圧計
強心昇圧剤	アドレナリン 1 mg(劇)	体温計
副腎皮質ステロイド剤	ヒドロコルチゾンリン酸エステルナトリウム 500 mg	AED
非麻薬性鎮痛剤	ペンタゾシン 15 mg	心電図モニター
鎮静剤	ジアゼパム 10 mg(向)	血糖測定地
子宮収縮剤	メチルエルゴメトリンマレイン酸塩 0.2 mg	輸液セット・針・留置針
利尿剤	フロセミド 20 mg	エアウェイ・バイトブロック・蘇生バッグ・マスク
副交感神経遮断剤	アトロピン 0.5 mg	気管内挿管セット
抗ヒスタミン剤	d-クロルフェニラミンマレイン酸塩注射剤 5 mg または錠剤 2 mg	液体吸引セット
血圧降下剤	Ca 拮抗薬(劇)または β 遮断薬	尿道カテーテル
抗血栓および塞栓剤	アスピリン	臍帯結紮用具
冠動脈拡張剤	ニトログリセリン舌下錠 0.3 mg または吸入剤 1 本	感染症用具(ガウン，消毒剤など)
気管支拡張剤	サルブタモール硫酸塩吸入剤 1 本	

ら支援を申し出た医療関係者に患者の状態，機内医薬品・医療用具を説明し，要請があれば医薬品，医療用具を提供する．心停止が疑われた場合は，客室乗務員が AED を用いた心肺蘇生術を実施する．ドクターコールで医師の応援が得られない場合や，協力を申し出た医療関係者から希望があれば，地上からの医療支援システムを利用する．医療機関での緊急治療が必要な場合は，機長の判断で到着空港へ救急隊手配，あるいは**目的地以外の空港への緊急着陸(ダイバート)**を実施することになる[9]．

機内で発生する急病人(表 2)

次に，実際に飛行中の機内で発生した急病人と航空会社の対応に関する論文の概要を紹介する．急病人データは，地上医療支援システムの利用記録をもとに，主症状からいくつかのカテゴリーに分けて解析されている[4]．

表2 機内で発生した急病人カテゴリーと転帰[4)]

カテゴリー	発生割合	ダイバート率	病院搬送率	入院率	死亡者数
失神	37.4%	5.0%	22.1%	6.5%	4
呼吸器症状	12.1%	5.6%	22.7%	10.6%	1
嘔気・嘔吐	9.5%	4.9%	23.7%	6.1%	0
心疾患症状	7.7%	18.4%	45.5%	21.0%	0
けいれん	5.8%	12.0%	35.8%	12.5%	0
腹痛	4.1%	10.2%	39.8%	10.5%	0
感染症	2.8%	1.8%	18.8%	3.4%	0
興奮・精神疾患症状	2.4%	5.6%	15.3%	7.0%	0
脳卒中症状	2.0%	16.4%	43%	23.5%	0
外傷	1.8%	6.5%	18.4%	2.8%	0
糖尿病合併症	1.6%	7.8%	24.9%	7.6%	0
頭痛	1.0%	8.1%	21.3%	3.7%	0
手足の痛み・けが	1.0%	5.3%	27.0%	4.1%	0
産科・婦人科症状	0.5%	18.0%	54.7%	23.4%	0
耳痛	0.4%	2.0%	4.7%	2.3%	0
心停止	0.3%	57.9%	41.2%	16.7%	31
裂傷	0.3%	3.0%	11.5%	0%	0
その他	6.9%	7.6%	23.0%	5.3%	0
不明	0.1%	0%	0%	0%	0
計	10%	7.3%	25.8%	8.6%	36

1. 発生状況と急病人の内訳

飛行中に地上からの医療支援が必要であった急病人の発生率は600便当たり1件，100万人乗客当たり16件であった．最も頻度の多い症状カテゴリーは，**失神**であった．失神のカテゴリーには，一過性の意識障害だけではなく，入院治療を必要とする重症例も含まれている．次いで**呼吸困難**，**嘔気・嘔吐**，**心臓疾患症状**，**痙攣**の順であった．死亡例36例の80%以上は心停止ケースで，その多くは機内で死亡が確認されていた．

2. ドクターコールへの協力

客室乗務員が対応困難な場合は，ドクターコールを実施する．ドクターコールにより，約50%のケースで医師，20%のケースで看護師の協力が得られていた[4)]．

3. ダイバート（代替空港着陸）

急病人が医療機関での緊急治療が必要と機長が判断した場合，目的地ではない最寄りの空港にダイバートする場合がある．ダイバートが必要であったケースは7%で，ダイバート率が高いカテゴリーは，心停止，心疾患症状，産婦人科疾患症状，脳卒中症状であった．

4. 着陸空港から医療機関への搬送

着陸空港への救急隊の待機要請は，69%のケースにおいて実施されていた．医療機関へ搬送され，入院治療あるいは救急室での治療継続を受けていたのは8.6%であった．入院率が高かったカテゴリーは，**心停止**，**脳卒中**の症状，**産科・婦人科**，**心疾患**症状であった．なお，急病人の31%は着陸前に状況が改善したことにより，空港での救急隊の要請は実施されなかった．

5. 急病人処置に使用された薬剤・医療用具

全急病人の約60%で薬剤や医療用具が使用されていた．最もよく使用されたのは**酸素**(49.9%)で，次いで**生理食塩水の点滴静脈注射**(5.25)，**アスピリン**(5.0%)，**ニトログリセリン**(3.0%)，**市販の解熱鎮痛薬**(2.6%)であった．

6. 離陸前，着陸後の急病人

今回紹介したデータは飛行中に発生した急病人データであるが，離陸前や離陸後に急病人が発生することも多い．とくに注意が必要な症状は，離陸前の胸部症状と，降機中あるいは空港内での胸部症状や意識障害である．前者では**虚血性心疾患**，後者では**静脈血栓塞栓症**を疑わなければならない．

ドクターコールに協力する際の注意

飛行中という特殊な環境での医療行為は容易なことではない．まず，協力はあくまでも善意であること，**診察だけでも十分な協力**であるという意識を持つことが大切である．以下に対応のポイントを述べる．

- 自分の身分や資格を示せるものがあれば提示する．
- 専門分野を告げ，対応できる範囲を説明する．
- 機内搭載医薬品，医療用具リスト，地上医療支援システムを確認する．
- 可能であれば，診察する前に患者本人あるいは家族に同意を得る．
- 基礎疾患や常用薬の有無を確認する．重症例では基礎疾患を有している場合が多い.

・自らの所見を本人・家族・乗務員に説明する. とくに重症の場合は躊躇せずにその旨を説明する. ダイバートの判断は機長である.
・搭載医薬品と医療用具は遠慮なく使用する.
・客室乗務員にバイタルサインの計測・移動・記録・情報収集・通訳などを依頼する. 心停止の場合は, AEDによる除細動と心配蘇生術は乗務員に任せる.
・病状が安定しても客室乗務員に症状とバイタルサインの計測を継続するように指示する.
・対応が困難な場合
  ➢不慣れな処置はしない.
  ➢他の医師の応援を得るために, ドクターコールを依頼する.
  ➢地上からの支援システムを活用する.
・記録を残す.

急病人の発生予防

急病人対策として重要なことは, 基礎疾患を有している乗客や高齢者など健康に不安のある乗客は, 飛行前に主治医より医学的評価を受けることである.

1. 医学的評価

最も簡便な方法は, 搭乗予定の航空会社の搭乗条件を参考にすることである. 航空機搭乗条件は, 航空会社のウェブサイトに紹介されている(**表3**). 評価に困った場合は, 直接航空会社に問い合わせるか, 国際航空運送協会のmedical manualや, アメリカ宇宙航空環境医学会のガイドラインを参考にして評価する[9,10]. とくにリスクの高い循環器疾患, 呼吸器疾患は, 補助酸素の必要性も含め評価することが重要である[11,12]. 感染症に関しては, 日本の航空会社は学校保健法で定められた出席停止期間は搭乗できないルールを用いている.

2. 航空会社による評価(medical clearance)

携帯用酸素濃縮器や持続陽圧呼吸(CPAP)装置などの医療用具やストレッチャーを機内で使用する場合は, 所定のフォームで診断書を航空会社に提出

表3 航空機旅行に適していない健康状態(日本の航空会社の基準)

1	重症心疾患，不安定狭心症，急性心筋梗塞急性期，心疾患手術後，血管造影72時間以内，血管造影(動脈拡張)後4日以内，肺水腫
2	静脈血栓症のハイリスク者
3	重症呼吸不全，重症慢性閉塞性肺疾患，重症気管支喘息，肺の拡張が完全ではない気胸，血気胸，肺炎，肺気腫，肺線維症，胸部手術後14日以内
4	脳血管障害急性期，頭蓋内圧上昇，コントロール不十分な痙攣性疾患，頭蓋手術14日以内
5	重症貧血，鎌状赤血球症，異常ヘモグロビン症
6	出血の危険のある消化器疾患，腸閉塞，大腸ポリペクトミー術後1週間以内，大腸検査当日，腹部手術14日以内，腹腔鏡検査14日以内
7	耳鼻咽喉科疾患急性期，術後14日以内
8	眼球内手術14日以内，白内障手術・角膜レーザー手術後4日以内
9	術後の創部が十分に治癒していない状態，術後の体内に気体が残存している状態
10	減圧症急性期
11	重症骨折(フルギプスなど)受傷後48時間以内，やけど
12	人に感染する可能性のある感染症
13	出産予定が近い妊婦
14	生後7日以内の新生児

しなければならない．航空会社は，入手した診断書の情報より搭乗の可否や条件を評価する．なお，medical clearanceで搭乗を許可された乗客の99.9%は，飛行中トラブルなく目的地に到着している[3)]．

3. 航空会社のサービスの利用

航空会社は，健康に不安のある乗客に対して，種々のサービスを提供している．主なものとしては，車いす，座席指定，特別食(低カロリー食，アレルギー対応食など)，障害者へのサポート，酸素ボンベの貸し出し(日系の航空会社のみ)などのサービスがある．

4. 患者へのアドバイス

余裕のあるスケジュールを設定させ，航空会社のサービスを活用するように指導する．機内には，**英文の医療情報**と**常用薬**を持参させ，節酒，水分補給，足の運動など飛行中の一般的な注意を遵守させる．また，体調不良となった場合には，我慢せずに客室乗務員に申し出るようにアドバイスすることが重症化の予防上大切である．

おわりに

航空機をはじめ交通手段が発達した今日，移動中の車内や機内で急病人に遭遇することを想定して，どのように対応すべきかをあらかじめ考えておく必要がある．また，航空会社の損害賠償に対するポリシーも含めて理解しておくべきである．繰り返しになるが，急病人の診療に協力する場合は，**一人だけで対応せず，乗務員，搭載されている医薬品や医療用具，支援システムをうまく活用すること**が重要である．

文献/URL

1) 安藤秀樹・他．航空機内救急医療(法的な問題点を含めて)．Biomedical Perspectives 1999；8：219-26.
2) 飯田里菜子，島田俊樹．航空機旅行に伴う健康問題と対策．診断と治療 2018；106：1345-9.
3) 大越裕文，大川康彦．航空機内での疾病予防．診断と治療 2000；88：1332-6.
4) Peterson DC et al. Outcomes of medical emergencies on commercial airline flights. N Engl J Med 2013；368：2075-83.
5) 大越裕文，飛鳥田一朗．除細動器の航空機内への搭載．日本医事新報 2001；4043：73-6.
6) Hamada K et al. Effects of hydration on fluid balance and lower-extremity blood viscosity during airplane flights. JAMA 2002；287：844-5.
7) Schobersberger W et al. Travel-related thromboembolism mechanisms and avoidance. Expert Rev Cardiovasc Ther 2009；7：1559-67.
8) 酒井紀・他．いわゆるエコノミークラス症候群に関する提言．日本医事新報 2002；4059：73-6.
9) 大越裕文．空港・旅客機内での救命処置―機内でドクターを呼ぶアナウンスが流れたら．LISA 2004；11：298-302.
10) IATA. Medical Manual 11th Edition.(https://www.iata.org/publications/Documents/medical-manual.pdf)(2021年2月22日アクセス)
11) Aerospace Medical Association；Medical Guidelines for Airline Travel. Fitness to Fly and Medical Clearances.(https://www.asma.org/asma/media/asma/Travel-Publications/Medical%20Guidelines/Fitness-to-Fly-and-Medical-Clearances-Nov-2014.pdf)(2021年2月22日アクセス)
11) Ahmedzai S et al. Managing passengers with stable respiratory disease planning air travel：British Thoracic Society recommendations. Thorax 2011；66 Suppl 1：i1-30.
12) 大越裕文，安藤秀樹．慢性呼吸不全患者の空の旅．日本胸部臨床 2005；64：306-14.

脳神経内科疾患（航空機頭痛を除く）

下畑享良（岐阜大学大学院医学系研究科脳神経内科学分野）

Point

- 航空機内での医学的緊急事態の原因として，失神や意識障害，脳卒中，痙攣発作といった脳神経内科医や脳神経外科医が対応する症状や疾患の頻度が高い．
- 機内でのこれらの症状や疾患への診断と治療は容易ではないが，治療できる病態と死に至る可能性のある病態を可能なかぎり鑑別する．地上の医療相談サービス専門医とも連絡をとり，状況によっては機内スタッフに目的地外着陸の助言を行う．
- 搭乗の前には，内服薬はかならず手荷物に入れ，いつもと同じタイミングで内服すること，日常と異なる食事や睡眠サイクル，脱水，アルコール摂取などの誘因を避けることを指導する必要がある．

航空機内での医学的緊急事態の原因として，失神や意識障害，脳卒中，痙攣発作といった脳神経内科医や脳神経外科医が対応する症状の頻度が高い．本稿ではその理由，診断の進め方，具体的な対処方法について提示したい．

増加するドクターコールとその原因としての神経疾患

航空機内での医師の呼び出しが増加している．その理由は航空機の利用者が指数関数的に増加し，これに伴い疾患を抱える乗客も増加しているためである．具体的には航空路の約10%をカバーする調査において，2008～2010年の間に，11,920回の医学的緊急事態があり，これは約600フライトに1回，つまり1時間に1～2回の高頻度に生じているということになる[1]．最も頻度の高い症状は**失神**(37.4%)で，次いで呼吸器症状(12%)，悪心・嘔吐(9.5%)であった．失神以外にも神経症状は多く，**痙攣発作**(6%)，**精神症状**(2.5%)，**脳卒中**疑い(2%)，**頭痛**(1%)と報告されている．また重症例に対する目的地外着陸が全例の7.3%で生じているが，このうちの54%が神経症状であった．さらに着陸後の追跡調査でも，病院受診が25.8%，入院が8.6%，死亡が0.3%で認められたが，入院した患者の59.5%が神経症状によるもので，最も多かったものは脳卒中であった．

またスペインのマドリード＝バラハス国際空港から大学病院の三次救急に搬送され，脳神経内科医にコンサルトのあった77症例を前方視的に検討した報告では，39例(50.9%)が薬剤，アルコール，コカイン，脳卒中などと関連がある痙攣発作，18例(23.4%)が脳卒中であったと報告され，後者の原因としては頸動脈の高度狭窄例に伴う脳梗塞や脳出血が多いことが示されている[2]．以上の結果は，

① 航空機内での医学的緊急事態の原因として神経症状が最も頻度が高いこと
② 内訳として失神，痙攣発作，脳卒中が多いこと
③ 重症例が少なからず存在するため適切な対応が必要となること

を示している．

航空機内で神経症状・神経疾患が多い理由

航空機内で神経症状・神経疾患の頻度が高い理由としては，通常と異なる環境が影響していると考えられている[3]．飛行機は海抜35,000フィート(1万メートル超)上空を飛行しているため，機外は著しく気圧が低い．このため機内は海抜8,000フィート(2,440メートル)の状態になるよう加圧されている．低い気圧のために，ダルトンの法則により酸素分圧も低下する．健常人にはほとんど問題にならないが，何らかの基礎疾患を有する場合，低酸素血症が

Column

打腱器の機内搭載について

日本航空からは，「機内搭載の医療関連備品については，航空局通達(航空法)により装備すべきものが指定されており，これに従って搭載品が選定されていること，機内でできる医療が限られていることと救急医療に必要な器具をすべて搭載することが不可能であることから，それ以外の装備については産業医と相談して搭載を決めている」とのコメントをいただいた．全日空は，「今後，ドクターズキットを検討する際の参考とする」とのコメントであった．

表 1　失神の原因と特徴的な症候

基礎疾患	特徴的な症候
心臓由来(心筋梗塞など)	胸痛，呼吸困難，腕や顎の痛み，持続性徐脈
呼吸器由来	呼吸困難，胸膜炎性胸痛
脳卒中	顔面や四肢の運動麻痺，感覚障害，言語障害
低血糖発作	顔面蒼白，冷汗，動悸，振戦
血管迷走神経性失神	顔面蒼白，発汗，徐脈，低血圧

発症の誘因となりうる．そのほかにも，乾燥する機内の環境，日常と異なる食事サイクルに伴う脱水，アルコール摂取，概日リズム障害に伴う睡眠不足なども誘因になる．

具体的な症状ごとの治療

1．失神・意識障害

医学的緊急事態の約 30％を占める[4]．原因は脳卒中のような神経疾患とは限らず，心疾患，呼吸器疾患，低血糖発作，脱水・低血圧，中毒，感染，外傷など多彩である．航空機内での診断は容易ではないが，治療可能な病態と，逆に死に至る可能性のある病態をできるかぎり見出す必要がある．まず機内でも治療可能な病態として**低血糖発作を見逃さないことが重要である**．除外できた場合には，**表 1** に示す所見に注意しつつ鑑別を進めるが，これらの所見を認めない場合，多くは血管迷走神経性失神で，15～30 分程度で自然に回復する．

対処としては，まず機内スタッフに自己紹介しつつ身分証明書を提示し，自身の持つ資格・専門を説明する[5]．必要ならドクターズキットとよばれる常備薬の中身(**表 2，図 1**)や自動除細動器が使用可能かを機内スタッフに確認する．ちなみにドクターズキットのほかに，聴診器，デジタル血圧計，人工蘇生器(ポケットマスク・アンビューバック)などが入っているメディカルキットがある．もし患者の意識が戻っていれば自己紹介し，診察，治療してよいかを確認する．バイタルサインを確認し，必要に応じ酸素投与や心肺蘇生を行う．低血糖発作が疑われる場合には，可能であれば血糖測定を行う．一部の飛行機は自己血糖測定器を搭載している．また本人が血糖自己測定器を持っていることや，機内の乗客が持っていることがある．後者はアナウンスをしてもらうことで入手できる．しかし針は使い捨てでも，針周辺部分が使い捨てではない機種もある．この場合，B 型肝炎などの感染症の発生の可

表2 航空会社ごとのドクターズキット

航空会社	薬剤
日本航空(JAL)	注射薬：生理食塩液，アドレナリン，リドカイン*，ブドウ糖液，クリトパン*，アトロピン，アミノフィリン，クレイトン(ヒドロコルチゾン)，ブスコパン，メチルエルゴメトリン* 内服薬：ニトログリセリン舌下，ニフェジピンカプセル，クレマスチン錠*，オフロキサシン錠*
全日空(ANA)	注射薬：電解質溶液*，生理食塩水，20%ブドウ糖溶液，アドレナリン，硫酸アトロピン，ブスコパン，水溶性ハイドロコートン，ネオフィリン 内服薬：ニトログリセリン舌下，ネオマレルミン，ブスコパン
米国連邦航空局が定める薬剤	注射薬：硫酸アトロピン，50%デキストロース，エピネフリン，リドカイン，ジフェンヒドラミン 内服薬：ニトログリセリン舌下，アセトアミノフェン，アスピリン，アルブテロール(サルブタモール経口・吸入)

*：国際線のみ.

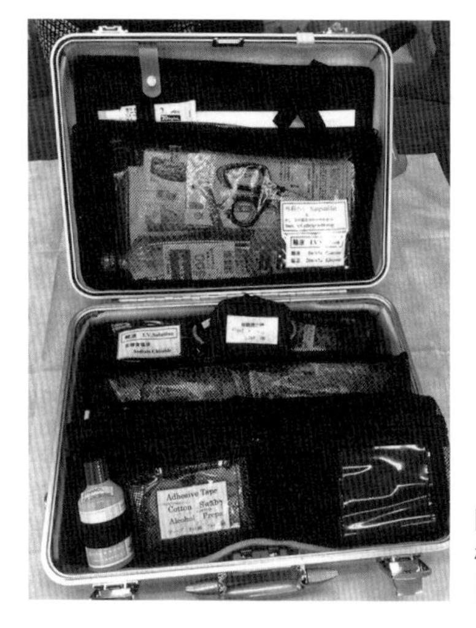

図1 ドクターズキット
機内搭載のドクターズキットの写真を日本航空よりご提供いただいた.

能性もあり，その使用は注意を要する．低血糖発作であれば，グルコースを経口摂取，ないし50%デキストロース25 gを静注する.

これらの対処でも意識障害が持続し不可逆性である場合，あるいは**表1**の所見から心疾患，呼吸器疾患，脳卒中などの器質的疾患が疑われる場合，もし自身の専門とする領域でなければ地上の医療相談サービス専門医と連絡をとり，さらなる助言を求める．状況によっては機内スタッフに目的地外着陸の助言を行う．ただし医学的な事柄における判断の責任も機長が持つため，医師は目的地外着陸をするか否かの決定に関して助言はできても決定権はない[3]．状態が安定する，ないし地上の医療スタッフに引き継ぐまで，治療や経過観察を続ける．最後に忘れずに診療の記録を残す．上記の病態が否定的で，血管迷走神経性失神が疑われれば，臥位にして足を挙上させる．意識が回復したら，様子を見つつ徐々に起こして可能なら座席に戻す．

2. 脳卒中

医学的緊急事態の約5%を占める[4]．まず突然発症する顔面や四肢の運動麻痺や感覚障害，言語障害では疑う必要がある．発症時刻，症状，部位，頭痛の合併などを聞き出す．聴取可能であれば，脳卒中を含む既往歴や内服薬についても確認する．脳梗塞では頸動脈病変が高度であることが多いと報告されており，問診にて確認を行う[2]．診察では共同偏視や眼振(下向き眼振や注視方向性水平眼振は中枢性を示唆する)，顔面や四肢の運動麻痺，感覚障害，言語障害を確認する．腱反射の左右差は有益な情報であるが，打腱器は凶器になりうるという判断で機内に持ち込めない．今後，機内における装備が望まれる．可能であればNational Institutes of Health Stroke Scale (NIHSS)にて重症度を確認する．対処としては虚血神経細胞のさらなる低酸素による障害を防ぐ目的で，量に限りがある酸素を必要最低量で使用するという記載もあるが[5]，一方で3 L/分の酸素投与で予後が増悪するため，低酸素血症を認めない症例では酸素投与すべきではないという報告もある[6]．このため機内に酸素飽和度測定器があれば，低酸素血症の有無を確認してから酸素投与を考慮したほうがよい．また低血糖発作でも脳卒中様の片麻痺を呈するため，低血糖発作の除外は必要である[7]．アスピリンは米国連邦航空局により定められた薬剤リストに含まれているが(**表2**)，脳出血が除外できないため使用しない．運動麻痺などの局所神経症状が進行し，脳卒中の可能性が高まった場合には，機内スタッフに重症であることを告げるとともに，地上の医療相談サービス専門医にも相談する．目的地外着陸の検討も必要である．

3. 痙攣発作

医学的緊急事態の約5%を占める[4]．てんかん患者が，概日リズム障害に伴う睡眠不足や抗てんかん薬の内服時間のズレ，アルコール摂取，機内の低酸素などが誘因となって発作をきたす．また機内での発作が，初回発作であることも少なくない[2)]．この場合，てんかんではなく急性症候性発作(急性脳疾患あるいは身体疾患の急性期に生じる発作)の可能性もある．まず痙攣発作中は，強直・間代発作などの発作の様子を確認しつつ，症状が激しくとも周囲の危険物をよけ，ケガをしないような場所に移動する．床に寝かせ，衣服を緩め，気道確保を心がける．周りの人から発作の開始時刻，持続時間，発作の様子を聴取する．失禁や発作後の運動麻痺(Todd 麻痺)について確認する．発作が自然消失し，通常の意識状態に戻った場合には一般に，目的地外着陸の必要はない[4)]．本人や家族からてんかん治療歴の確認を行い，抗てんかん薬を内服してない場合，持参していれば内服させる．

もし痙攣発作が反復ないし重積する場合，非経口のベンゾジアゼピンが機内にあれば投与する．通常は常備されていないが，一部の海外の航空会社ではロラゼパムとジアゼパムを常備している[4)]．ロラゼパムは国内で保険適用はないものの，海外ではてんかん重積状態にも使用される．具体的にはロラゼパム(ワイパックス®)1 mg を舌下し，酸素投与する．それでも発作が持続する場合，ロラゼパム再投与ないしジアゼパム 10 mg 筋注を行い，目的地外着陸を検討する[2)]．また本人が抗てんかん薬を持参している場合もあるので確認する．持参薬を持っていた場合の追加投与は，自身の専門領域でなければ地上の医療相談サービス専門医のアドバイスを受ける．

4．頭部外傷

頭部外傷も神経症状を呈しうるため記載するが，医学的緊急事態の約 5% と稀ではない[4)]．原因としては頭上からの荷物の落下が最も多い．外傷で入院を要する場合，原因として下肢の骨折が多く，ついで頭部外傷，開放創，上肢の骨折の順に多い[8)]．意識消失の有無，持続する頭痛や頸部痛の有無，局所神経症状を確認する．傷口も確認する．出血を認めた場合，多くは圧迫による止血で対応できる．必要なら止血帯を使う．多くは軽傷であるが，抗凝固薬や抗血小板薬を内服しているような場合，急性硬膜外血腫をきたし，意識清明期(lucid interval)を経た後，意識障害に陥ることもあるため，意識レベルの確認は繰り返す必要がある[9)]．

患者への搭乗前の助言

まず，いずれの疾患においても共通して重要なことは，内服薬はかならず手荷物に入れ，いつもと同じタイミングで忘れることなく内服するよう指導することである．低血糖発作の危険性がある場合には，発汗や手指のふるえ，不安な気持ちといった交感神経症状が出現した際にブドウ糖を摂取するように指導する．脳卒中の既往のある患者では内服を励行してもらい，脱水を避ける．とくに高度の頸動脈病変を認める患者では注意を促す．てんかんの既往を認める場合，睡眠を十分に取り，アルコール摂取を避けるように指導する．

新型コロナウイルス感染症と神経筋症状

新型コロナウイルス感染症(COVID-19)は呼吸器症状を主徴とするものの，神経筋症状や神経筋合併症を呈する[10)]ため，以下の点を認識する必要がある．

1．頻度の高い神経筋症状

味覚障害，嗅覚障害が本疾患に特徴的であるが，頭痛，めまい，筋痛といった非特異的症状を呈し，重症例では意識障害の合併も多い．

2．頭痛

頭痛の特徴は，片頭痛に似た急激な発症で，重度の頭痛が長期間(70%の患者で3日間)持続し，2週間以内に消失する．また片頭痛患者が感染すると，より持続時間の長い頭痛を呈する．また髄膜脳炎，脳症，脳静脈洞血栓症などの脳卒中の症状として頭痛を呈することもある．

3．脳卒中

脳卒中の病型としては，脳梗塞が多く，発症原因を特定できない潜因性(cryptogenic)が多いことや，椎骨脳底動脈領域で多いことが指摘されている．出血も報告され，くも膜下出血，微小出血(microbleeds)，単発または多発性血腫などを呈する．危険因子としては，①高血圧，糖尿病，脂質異常症，肥満といった動脈硬化の危険因子を有すること，②動脈硬化性病変を認めること，さらに③COVID-19が重症であることが知られている．

4．神経免疫疾患

ウイルス感染が引き金となり，さまざまな神経免疫疾患が発症することも報告されている．そのなかには，多発性硬化症，抗 myelin-oligodendrocyte glycoprotein（MOG）抗体関連疾患，重症筋無力症，さらに免疫介在性ニューロパチーとして，ギラン・バレー症候群や，急性の外眼筋麻痺，運動失調，腱反射消失を三徴候とするミラー・フィッシャー症候群，単独末梢性顔面神経麻痺，突発性感音性難聴が含まれる．

5. 運動異常症

ミオクローヌス，つまり突然の瞬間的な骨格筋の収縮によって生じる，不規則なビクッとした不随意運動を呈しうる．炎症症状や嗅覚障害の出現後に，軟口蓋，顔面，上肢，全身におけるミオクローヌスが認められる．またミオクローヌスに加えてオプソクローヌス，すなわちリズム，方向，振幅がいずれも不規則な衝動性眼球運動や小脳性運動失調，パーキンソニズムを合併することもある．

おわりに

神経症状，神経疾患への航空機内での対応について概説した．失神・意識障害の原因はさまざまで診断はかならずしも容易ではなく，また脳卒中や痙攣発作に対しても機内で行える治療はごく限られている．できるかぎり治療可能な病態を見逃さないこと，症状が持続する場合には地上の医療相談サービス専門医とも相談しつつ，目的外着陸の助言を適切に行う必要がある．

文献

1）Peterson DC et al. N Engl J Med 2013；368(22)：2075-83.
2）Alonso-Cánovas A et al. J Neurol Neurosurg Psychiatry 2011；82(9)：981-5.
3）Sirven JI. Neurol Clin Pract 2018；8(5)：445-50.
4）Martin-Gill C et al. JAMA 2018；320(24)：2580-90.
5）Nable JV et al. N Eng J Med 2015；373(10)：939-45.
6）Rønning OM, Guldvog B. Stroke 1999；30(10)：2033-7.
7）菅原恵梨子・他．Brain Nerve 2017；69(2)：101-10.
8）Baker SP et al. Aviat Space Environ Med 2009；80(12)：1001-5.
9）Nable JV et al. Cleve Clin J Med 2017；84(6)：457-62.
10）下畑享良．Brain Nerve 2020；72(10)：1015-22.

飛行機頭痛

根来 清（ねごろ神経内科クリニック）

Point

- 飛行機搭乗中に生じる頭痛に“飛行機頭痛（headache attributed to aeroplane travel）”とよばれる特徴的な頭痛がある．
- 90%以上は着陸下降時に生じる．急激に出現し，数秒で最高に達し15～30分で自然消失する．きわめて強い痛みで，前頭部から眼窩周辺，ほとんどが片側性，随伴症状は伴わないことが多い．飛行機搭乗時，ほぼいつも生じる例から時々出現する例まで頭痛頻度は患者ごとに多様である．搭乗時間の長短に関係しない．
- 発症機序は明らかでないが，副鼻腔壁三叉神経の気圧変化による刺激の関与が推測されている．診断には副鼻腔・内耳疾患などの器質的疾患の除外が必要である．予防に離陸・着陸30分前のNSAIDs内服が有効とされる．

飛行機搭乗時の頭痛として，古くから副鼻腔・内耳疾患に過度の気圧変化が加わることで生じる頭痛が知られている[1]．一方，副鼻腔・内耳疾患なく生じる一群の定型的特徴を有する頭痛の存在が指摘されてきた．この頭痛は，飛行機頭痛（headache attributed to aeroplane travel）という名称で国際頭痛分類に記載され，ホメオスタシス障害による頭痛のひとつに分類されている（**表1**）[2]．

疫学と臨床像

2004年のAtkinsonらの28歳男性例が最初の報告である[3]．20歳までの複数回の飛行機搭乗時には異常なかった．20歳時の初回発作以降8年間，年1～2回の飛行機搭乗時に毎回上昇開始10分以内に，光・音過敏，嘔気・嘔吐・鼻汁・流涙などの随伴症状を伴わない前頭部から眼窩周囲の高度の突き

表1 ホメオスターシス障害による頭痛[2)]

10.1 低酸素血症あるいは高炭酸ガス血症による頭痛
(Headache attributed to hypoxia and/or hypercapnia)
- 10.1.1 高山性頭痛(High-altitude headache)
- 10.1.2 飛行機頭痛(Headache attributed to aeroplane travel)
- 10.1.3 潜水時頭痛(Diving headache)
- 10.1.4 睡眠時無呼吸性頭痛(Sleep apnoea headache)

10.2 透析頭痛(Dialysis headache)

10.3 高血圧性頭痛(Headache attributed to arterial hypertension)
- 10.3.1 褐色細胞腫による頭痛(Headache attributed to phaeochromocytoma)
- 10.3.2 高血圧性脳症のない高血圧性クリーゼによる頭痛
(Headache attributed to hypertensive crisis without hypertensive encephalopathy)
- 10.3.3 高血圧性脳症による頭痛
(Headache attributed to hypertensive encephalopathy)
- 10.3.4 子癇前症または子癇による頭痛
(Headache attributed to pre-eclampsia or eclampsia)
- 10.3.5 自律神経反射障害による頭痛
(Headache attributed to autonomic dysreflexia)

10.4 甲状腺機能低下症による頭痛
(Headache attributed to hypothyroidism)

10.5 絶食による頭痛
(Headache attributed to fasting)

10.6 心臓性頭痛(Cardiac cephalalgia)

10.7 その他のホメオスターシス障害による頭痛
(Headache attributed to other disorder of homoeostasis)

刺すような痛みが急激に始まり20分持続，水平飛行に移ると自然軽快，下降開始で同じ頭痛が再発し，着陸後に消失したとするものである．神経所見，頭部MRに異常を認めず，飛行高度の変化が原因ではないかと推測された．以来，多数の報告がある[4-17)]．

発症年齢は平均30代半ばがピークであり，男性に多い．約半数に一次性頭痛の既往(片頭痛・緊張型頭痛ほぼ同比率)がある．90％以上は着陸下降時に頭痛が生じる．離陸時，水平飛行時に生じる例もある．搭乗時間の長短に関係しない．頭痛は急激に出現し，数秒で最高に達し15〜30分で自然消失する．持続は30分以内がほとんどで10〜20分が最多である．軽度の頭痛が数時間から数日持続することもあるがまれである．頭痛の程度はきわめて強く，visual analog scaleで9点を超える耐え難い痛みである．頭痛の部位は前頭部から眼窩周辺で片側性がほぼ90%である．この頭痛を経験すると飛行機搭乗に恐怖あるいは不安を感じる．嘔気・嘔吐，光・音・匂い過敏の随伴はなく，流涙・鼻汁・結膜充血もきわめてまれである．30%に落ち着きのなさ(焦燥感)を伴う．頭痛の頻度は，飛行機搭乗でほとんど常に頭痛を生じる例(15%前後)から時々生じる例まで多様である．

病態

発症機序は明らかでない．もともと患者が有する上気道や副鼻腔感染症の関連が推測されたが，ほとんどの症例でこれらを認めない．一部の患者はシュノーケリングや高山からの急速な下山によっても頭痛を生じることが知られている[14,15]．飛行機の上昇・下行に伴う機内の圧変化によって副鼻腔内の圧が変化し，副鼻腔壁の三叉神経が刺激されることが頭痛の引き金になるのではないかと推測されている．飛行機搭乗で毎回頭痛が生じる例が15%前後存在するが，飛行機に搭乗しなければこの頭痛は生じない．

診断

診断は，典型的な臨床像と器質性疾患の除外による．診断基準を**表2**に示す[2]．器質的疾患の除外，とくに副鼻腔・内耳疾患の除外が重要である．

治療

頭痛の持続時間は30分以内がほとんどで，自然軽快・消失する．必要に応じてNSAIDsを頓用させる．**予防策として離陸・着陸30分前のナプロキセンなどのNSAIDs内服が有効とされる**[11,12]．

自験例

40歳，男性．年に何回かの片頭痛の経験がある．飛行機搭乗は20歳ではじめて経験してから4〜5年に1回程度であった．生まれて5回目の飛行機搭乗の際，着陸態勢に入ってしばらくしたところで，右前頭部から眼窩にかけて，割れるような耐えがたい頭痛が突然出現した．恐怖・戦慄を感じながら着陸まで頭を押さえて我慢していた．体調は普段どおりで飲酒もしていなかった．悪心・嘔吐はなく，流涙・鼻汁もなかった．頭痛出現から15分程度で着陸したが，その前後から頭痛は軽減しやがて消失した．旅行先の病院を

表2 飛行機頭痛の診断基準[2)]

◎診断基準

A. Cを満たす頭痛が少なくとも2回ある
B. 患者は飛行機に搭乗している
C. 原因となる証拠として，以下のうち少なくとも2項目が示されている
　① 頭痛は飛行機搭乗中に発現した
　② 以下のうち一方もしくは両方
　　a）頭痛は，離陸後飛行機が上昇するとき，もしくは着陸する前の下降時に一致して悪化している
　　b）頭痛は飛行機が上昇または下降した後，30分以内に自然に改善した
　③ 頭痛は重症で，以下3項目のうち少なくとも2つを有する
　　a）片側性（注❶）
　　b）眼窩前頭部痛（注❷）
　　C）殴打するような痛み，もしくは刺すような痛み（注❸）
D. ほかに最適なICHD-3の診断がない（注❹）

◎注

❶ 約10%の症例ではフライトにより頭痛側が対側にシフトする
❷ 頭頂部へ拡大することもある
❸ 拍動（鼓動）も起こる
❹ 特に，副鼻腔疾患は除外されなければならない

受診し，頭部MR/MRA，副鼻腔の精査を受けたが異常は指摘されなかった．帰りの飛行機では恐怖におびえていたが頭痛は出現しなかった．

当院受診時の神経所見に異常なく，飛行機頭痛と診断した．次回，飛行機搭乗・着陸30分前に飲むようにとナプロキセン300 mgを頓用で処方したが，その後飛行機搭乗を避けている．

おわりに

最近の調査では航空機利用者の8.3%に飛行機頭痛を認める[2)]とされ，決してまれな頭痛ではない．臨床像がきわめて定型的で器質的疾患が除外できれば診断は比較的容易であるが，患者は痛みが高度で，その後の飛行機搭乗に恐怖あるいは不安を感じる．航空機利用がさらに頻繁となるこれから将来，多くの飛行機搭乗者にこの頭痛が生じると推測される．今後，飛行機頭痛の発症機序が解明され，より有効確実な対処法・予防法の確立が重要と考える．

文献

1) Campbell PA. Aerosinusitis—its course, cause and treatment. Ann Otol Rhinol Laryngol 1944；53：291-301.
2) 日本頭痛学会・国際頭痛分類委員会訳．国際頭痛分類 第3版．医学書院；2018.
3) Atkinson V, Lee L. An unusual case of an airplane headache. Headache 2004；44：438-9.
4) Berilgen MS, Müngen B. Headache associated with airplane travel：report of six cases. Cephalalgia 2006；26：707-11.
5) Evans RW et al. Airplane descent headaches. Headache 2007；47：719-23.
6) Marchioretto F et al. Airplane headache：a neurologist's personal experience. Cephalalgia 2008；28：101.
7) Potasman I et al. Flight-associated headaches-prevalence and characteristics. Cephalalgia 2008；28：863-7.
8) Domitrz I. Airplane headache：a further case report of a young man. J Headache Pain 2010；11：531-2.
9) Ipekdal HI et al. Airplane headache in pediatric age group：report of three cases. J Headache Pain 2010；11：533-4.
10) Kararizou E et al. Headache during airplane travel("airplane headache")：first case in Greece. J Headache Pain 2011；12：489-91.
11) Berilgen MS, Müngen B. A new type of headache, headache associated with airplane travel：preliminary diagnostic criteria and possible mechanisms of aetiopathogenesis. Cephalalgia 2011；31：1266-73.
12) Mainardi F et al. Headache attributed to airplane travel("airplane headache")：clinical profile based on a large case series. Cephalalgia 2012；32：592-9.
13) Bui SBD, Gazerani P. Headache attributed to airplane travel：diagnosis, pathophysiology, and treatment-a systematic review. J Headache Pain 2017；18：84.
14) Mainardi F et al. Airplane headache, mountain descent headache, diving ascent headache.. Three subtypes of headache attributed to imbalance between intrasinusal and external air pressure? Cephalalgia 2018；38：1119-27.
15) Mainardi F et al. Coexistence of "headache attributed to airplane travel" and "Free/Scuba headache." Cephalalgia 2013；33：204-5.
16) Mainardi F et al. Headache attributed to airplane travel keeps on flying：data from a series of 130 patients. Cephalalgia 2015；35：13-4.
17) Mainardi F et al. Headache attributed to aeroplane travel：an historical outline. Headache 2019；59：164-72.

航空機内発症アナフィラキシー
——機内食などのアレルギー対応

築野一馬〔成田赤十字病院小児科(現・神奈川県立こども医療センター循環器内科)〕

Point

- 航空機内発症アナフィラキシーは主に機内で提供される食物が原因で発症する．既知のアレルゲンが原因で発症する頻度が高く，アレルゲンを回避する意識が不十分と考えられ，患者教育が重要と考えられる．また，航空機内は医療資源が限られており，機内食のアレルギー表示やアレルギー対応機内食などの発症予防策が重要と考えられる．
- 発症時は重症度にかかわらず速やかにアドレナリン筋注を行い，必要に応じて繰り返す．エピペン® を所持していない場合は機内医療キットを要請し，アドレナリンが常備されていれば，アドレナリンの筋注を行う．酸素投与やショック体位をとることなど，薬剤投与以外の対応も重要である．
- 発症時は機内スタッフ・地上スタッフと連携をとり，患者の状態の情報共有を行い，追加の治療が必要かどうか，緊急着陸が必要かどうかを協議する．緊急着陸が必要な場合は地上の医療機関とも連携し，着陸後に速やかに搬送できるよう調整する．

航空機内医療的緊急事態は，主に飛行中に航空機内で症状が出現するイベントの総称であり，航空機に搭乗することによる身体的負荷や精神的ストレス，環境変化，患者背景，渡航先での病原体曝露など，さまざまな要素が絡み合い発生する(**表 1**)[1,2]．航空機内医療的緊急事態は毎年 44,000 件発生し，航空機で輸送される人々の増加に伴い，航空機内医療的緊急事態も増加することが予想される．

アレルギー症状は航空機内医療的緊急事態の約 2～4%を占め，頻度の高い症状と報告されている．とくに，**アナフィラキシー**は精神的ストレス，旅行などの非日常的な活動により症状が増幅され，航空機内で発症しやすいこと

表１　航空機内医療的緊急事態およびアレルギー疾患のリスクファクター[2)]

・高齢	・アルコール，薬物摂取
・飛行のストレスと不安	・長期間のフライト
・非日常	・概日リズムの変化
・機内環境の変化(温度，湿度，気圧など)	・時差ボケ
・狭い座席スペース	・基礎疾患あり

が知られている[3,4)]．しかし，航空機内発症アナフィラキシーはオンラインアンケートや電話での聞き取り調査，航空会社のデータベースをもとにした研究がわずかに報告されている程度で，その実態が不明瞭であるため，患者や医療従事者，航空会社の理解・認識は不十分である．

成田赤十字病院(以下，当院)は国内の主要な国際空港に近接する三次救急施設であり，アナフィラキシーを含めた航空機内医療的緊急事態症例の救急搬送を多く経験する．本稿では，航空機内発症アナフィラキシーの臨床的特徴，発症予防，発症時対応について，当院で経験した小児の航空機内発症アナフィラキシー７症例のデータを交えて概説する[5)]．

航空機内発症アナフィラキシーの臨床的特徴

当院で経験した航空機内発症アナフィラキシーの臨床的特徴，症状を**表2，表3**に記す．アナフィラキシーの原因は食物や虫刺され，薬剤などが一般的であるが，航空機内発症アナフィラキシーでは**機内で提供される食物**(ピーナッツやナッツ類，魚類など)**が主な原因**になると考えられる．ナッツアレルギー患者へ行った電話調査で，1.6％が航空機内でアレルギー症状が出現した既往があり，そのうち88％が航空会社より提供された食物が原因であったと報告している[6)]．当院で経験した７症例においても６症例が機内食が原因であった．また，７例中６例が既知のアレルゲンの曝露により発症していることも注目すべき点である．

症状について，当院で経験した７症例はすべて皮膚症状，呼吸器症状，消化器症状を呈しており，循環器症状や精神症状をきたしている症例も認めた．とくに呼吸器症状は全例で grade 4(Sampson らによる重症度分類[7)])の症状が出現しており，呼吸器症状は増悪しやすい傾向がみられた．機内の気圧は6,000～8,000フィートに相当し，海上レベルと比べ25～30％ほど酸素分圧が低いことが関与していると考えられる[8)]．

表2　当院で経験した航空機内発症アナフィラキシーの臨床的特徴

症例	年齢	性別	推定原因食物	食物摂取の経緯	接種から症状出現までの時間	食物アレルギーの既往(原因食物)	アナフィラキシーの既往	エピペン®処方
1	11	女	マーガリンまたはクッキー	機内食	1.5時間	あり(乳製品)	不明	なし
2	19	女	ナッツ	機内食	直後	あり(ナッツ類)	あり	あり
3	19	女	魚(マトウダイ)	機内食	1時間	あり(魚介類)	なし	なし
4	2	男	クッキー	兄のおやつを誤食	5分	あり(卵, 小麦, 牛乳)	あり	なし
5	16	女	パインソース	機内食	3分	あり(パイナップル)	あり	なし
6	6	男	おつまみ	機内食	直後	あり(乳製品, 小麦, 卵, ナッツ, ごま, 魚介類)	あり	なし
7	6	男	カシューナッツ	機内食	直後	なし	なし	なし

発症予防

発症予防は，①**航空会社が行うべき対策**と，②**搭乗者が行うべき対策**の2つに分けて考えることができる．

1．航空会社が行うべき発症予防対策

オンラインアンケートや聞き取り調査で行われた航空機内発症アナフィラキシーの調査の多くがピーナッツなどのナッツ類のアレルギーを有する患者を対象としており，ピーナッツの提供を控えている航空会社は多いが，その他の食品に対しての対策は会社によりさまざまである．

航空会社が行っている対策のひとつにアレルギー対応機内食があり，既知のアレルギーについてはアレルギー対応機内食に変更することで発症を予防できると考えられる．**アレルギー対応機内食は事前に申請が必要**であり，アレルギーを有する搭乗者への啓蒙が重要である．Greenhawtらは航空機内でアレルギー症状が出現した既往のある患者は既往のない患者に比べ，事前申請を行った割合が有意に低かったと報告しており，積極的なリスク回避が発症予防に重要と考えられる[9]．また，食品提供施設における最も頻度の高い誤食の原因は配膳間違いと報告されており，アレルギー対応機内食の申請が

表3　当院で経験した航空機内発症アナフィラキシーの症状と来院前治療内容

症例	症状	重症度	機内で行われた治療	空港クリニックで行われた治療
1	皮膚・粘膜	grade 2	なし	H1 ブロッカー静注，H2 ブロッカー静注
	呼吸器	grade 4		
	消化器	grade 2		
	循環器	grade 4		
2	皮膚・粘膜	grade 2	なし	なし
	呼吸器	grade 4		
	消化器	grade 1		
3	皮膚・粘膜	grade 2	酸素投与，抗ヒスタミン薬内服	なし
	呼吸器	grade 4		
	消化器	grade 3		
	循環器	grade 3		
	精神	grade 4		
4	皮膚・粘膜	grade 1	なし	アドレナリン筋注
	呼吸器	grade 4		
	消化器	grade 3		
	循環器	grade 3		
5	皮膚・粘膜	grade 2	酸素投与，β刺激薬吸入，エピペン®筋注，ヒドロコルチゾン皮下注，抗ヒスタミン薬内服	なし
	呼吸器	grade 4		
	消化器	grade 2		
6	皮膚・粘膜	grade 1	なし	なし
	呼吸器	grade 4		
	消化器	grade 2		
7	皮膚・粘膜	grade 2	酸素投与，抗ヒスタミン薬内服，ツロブテロールテープ貼付	なし
	呼吸器	grade 4		
	消化器	grade 1		

あった場合には配膳間違いを防止するマニュアルの作成が必要と考えられる．

機内食のアレルギー表示を行うことも予防法のひとつとして考えられる．わが国では容器包装された加工食品がアレルギー表示義務の対象となっているが，多くの食品提供施設ではアレルギー表示を行い，注意を促している．しかし，**一般的に機内食ではアレルギー表示はされておらず**，機内食の詳細は不明のまま摂取することが多い．アレルギー対応機内食を準備していない航空会社も多く存在し，アレルギー表示を励行することにより発症を予防できると考えられる．

2. 搭乗者が行うべき発症予防対策

まず，食物アレルギーを持つ搭乗者は航空機内発症アナフィラキシーの特徴やリスクを認識することが重要である．

① 渡航による疲労やストレス，睡眠不足などによりアナフィラキシー発症の閾値が下がっていること
② 機内食は内容の詳細が不明瞭であり，アレルゲンが混入している可能性があること
③ 医療資源が限られ迅速な対応が困難であり，発症予防が重要であること

などの知識を持つことが予防の第一歩と考えられる．

次に，積極的にアレルゲンを回避することが重要である．アレルギー対応機内食が準備されている航空会社の場合は事前申請を行うこと，アレルギー対応機内食が準備されていない航空会社の場合は機内食の詳細を確認することが望まれる．アレルゲンの吸入によってもアナフィラキシーを発症する重症の食物アレルギーを持つ搭乗者の場合は，バッファーゾーンにいることや飛行機の枕やブランケットを使用しないことも予防になると考えられる[9]．

発症時の対応

1. 初期対応，スタッフとの連携の重要性

アナフィラキシーは初期対応が重要であることはいうまでもないが，航空機内発症のアナフィラキシーは医療機関へのアクセスが不良であることから，機内における初期対応は，より一層重要と考えられる．

わが国のアナフィラキシーガイドラインでは**①重症のアレルギー症状**，**②過去の重篤なアナフィラキシーの既往**，**③症状の進行が激烈な場合**がアドレナリン筋注の適応としている[10]．

一方，世界アレルギー機構（WAO）は航空機内でのアナフィラキシーへの初期対応として

① 重症度にかかわらずアドレナリン 0.01 mg/kg（0.5 mg まで）の筋注
② 必要に応じてアドレナリン筋注を繰り返すこと
③ 仰臥位にし，下肢を挙上すること（ショック体位）
④ フェイスマスクか経鼻エアウェイで高流量酸素を投与すること

を推奨している[2,3]．すなわち，航空機内でアナフィラキシーと診断した場合，重症度評価を行う必要はなく，迷わず速やかにアドレナリン筋注を行うことが望まれる．

また，アナフィラキシーに限らず，一般的な航空機内医療的緊急事態への対応として，患者の状態を把握し対応すると同時に，機内スタッフや地上スタッフと連携をとることも重要である．患者の状態の情報共有を行い，薬剤投与や輸液などの介入が必要かどうか，緊急着陸が必要かどうかなどを協議する．緊急着陸が必要な場合は，地上の医療機関とも連携し，着陸後，速やかに搬送することが救命につながると考えられる[11]．

2．実際の治療内容と課題

表3に，当院で経験した航空機内発症アナフィラキシーの症状と来院前治療内容を示す．航空機内でアドレナリン筋注が行われたのはわずか1例であり，また7例中4例は酸素投与もされておらず，発症時対応の課題が明らかとなった．

医療資源が限られている航空機内でアドレナリン筋注を速やかに行うには，**食物アレルギーを持つ搭乗者のエピペン® 所持率を上げることが重要である**．医療者はアナフィラキシーの既往のある患者に対し積極的にエピペン® を処方すること，患者は渡航におけるアナフィラキシーのリスクを理解し，主治医へエピペン® の処方を依頼するなどの対応が必要と考えられる．また，エピペン® を機内に持ち込むことについてのルールは航空会社によって異なり，医師の診断書などがなくても持ち込むことが可能な航空会社もあれば，医師の診断書や事前の申請が必要な航空会社もある．渡航予定のある患者に対してこのような情報提供も行い，搭乗予定の航空会社でのルールを事前に確認することが重要である．

3．機内医療キットに関する課題

機内の医療資源の詳細が明らかになっていないことも，アドレナリン筋注を含めた機内での医療者の治療介入の障壁になっている可能性がある．連邦航空局(Federal Aviation Administration：FAA)はアメリカの航空会社に医療キットを機内に常備するように命じており，わが国においても航空法により最低限の医療資源を搭載することが義務付けられている．わが国では，アドレナリンは航空法に定められた薬剤に含まれており，エピペン® を所持していなくてもアドレナリンの筋注を行うことは可能である．しかし，機内医療キットの内容は非公開事項となっていることがほとんどであり，ドクターコールの応需率の低下や治療の質の低下に影響している可能性がある．

人的な資源が確保できたとしても物的な資源が伴わないかぎり質の高い初期対応は困難であり，**機内医療キットの内容の公開と準備物品の拡大が望まれる**.

4. 機内スタッフによる対応

医療者の支援が得られず，機内スタッフが初期対応を迫られる場面はおおいにあると考えられる．FAA はアメリカの航空会社の機内スタッフに各年で CPR と AED の使用のトレーニングを受けることを命じているが，アナフィラキシー対応のトレーニングは航空会社によりさまざまである[1]．機内スタッフがアナフィラキシーを含めた医療的緊急事態に対応できるようトレーニングを継続していくことが必要と考えられる.

おわりに

このように航空機内発症アナフィラキシーに関して，航空会社，搭乗者，医療者など多方面の課題があると考えられる．航空機内発症アナフィラキシーの実態とリスクを理解・啓蒙し，的確な発症予防と発症時対応へ繋げることが重要である.

文献

1) Nable JV et al. N Engl J Med 2015；373(10)：939-45.
2) Sanchez-Borges M et al. World Allergy Organ J 2017；10：15.
3) Simons FER et al. World Allergy Organ J 2011；4：13-37.
4) Casale TB et al. N Engl J Med 2016；374：291-2.
5) 築野一馬・他．千葉医学 2020；96：63-7.
6) Sicherer SH et al. J Allergy Clin Immunol 1999；104(1)：186-9.
7) Sampson HA. Pediatrics 2003；111：1601-8.
8) JAMA 1982；217：1007-11.
9) Greenhawt M et al. J Allergy Clin Immunol Pract 2013；1：186-94.
10) 日本アレルギー学会．アナフィラキシーガイドライン．2014.
11) Peterson DC et al. N Engl J Med 2013；368：2075-83.

呼吸器疾患

新田（荒野）直子（順天堂大学医学部呼吸器内科学講座）

Point

- 航空機内で酸素投与が必要かどうかを事前に判断するには，海抜レベルでの経皮的動脈血酸素飽和度（SpO_2），6 分間歩行時の SpO_2，hypoxic challenge test（HCT）を用いたアルゴリズムが有用である．
- 酸素投与が必要と判断された場合には航空会社へ問い合わせ，酸素ボンベや携帯型酸素濃縮器（POC）を準備する必要がある．
- 航空機内で乗客が呼吸器症状を訴えた場合，リスクとなる既往歴があるかを確認しながら鑑別を進め，地上の医療スタッフと連携して対応すべきである．

航空機による渡航は近年増え続けており，2017 年には約 40 億人が航空機を利用している[1)]．呼吸器疾患を有する患者は機内の特殊な環境により体調に変化を及ぼす危険があり，渡航の際は事前に適切な評価と準備が必要である．重症度によっては航空機の利用は控えなければならない場合もある．在宅酸素療法（home oxygen therapy：HOT）を行っている患者では，機内や渡航先での酸素の手配や酸素投与量が問題となる．本稿では，機内環境が呼吸器疾患を有する患者に及ぼす影響，渡航前の評価，各疾患における留意点および渡航時の酸素の手配について述べる．

機内環境が人体に与える影響

航空機は離陸後，高度を上げ海抜 33,000ft（約 10,000 m）に達すると水平飛行に入る．33,000ft における大気圧は 190 Torr（0.25 気圧）まで低下するが，機内は圧縮された外気と濾過・再灌流した機内の空気とを混合して加圧され，8,000ft（2,000～2,500 m）の大気圧に相当する 0.73～0.82 気圧に維持される[2)]．機内の温度は 20～22℃程度に保たれるが，湿度は 10%以下にまで低下

表1　呼吸器疾患患者における航空機による渡航の禁忌[8]

航空機による渡航の禁忌
活動性結核
エアーリークが続いている気胸
大量喀血
普段から4L/minの酸素吸入を行っている患者

し，非常に乾燥した環境となる．機内で生じたmedical emergencyのうち，呼吸器症状は12.1%であった[3]が，このような特殊な機内環境は，下記のような影響を人体へ与える懸念がある．

1．低酸素血症の増悪

高度8,000ftに相当する機内の酸素分圧は15.1%程度まで低下する．健常成人66名の検討では，高度上昇に伴う酸素分圧の低下により経皮的動脈血酸素飽和度(SpO_2)は97.0±1.0%から91.0±2.7%と平均6%も低下した[4]．慢性呼吸不全患者ではガス交換が障害されているため，さらなる低酸素血症をきたしうることが予想される．安静時には自覚がなくても，機内でトイレに立ったときなどの労作時に呼吸困難を訴える場合がある．

2．気胸のリスク

上空では機内の減圧に伴って閉鎖腔内の気体の容積は1.2～1.4倍に増加する[2]．そのため，bullaや気腫性肺囊胞，リンパ脈管筋腫症のように肺組織内に過剰の空気が貯留した病態を有する患者では気胸のリスクが高くなる．ヨーロッパの航空機で生じた10,189件のmedical emergencyを後方視的に解析した研究において気胸は報告されておらず[5]，頻度は多くないと考えられるが，後述するようにリンパ脈管筋腫症患者のみを集めた研究では機内での気胸発症の報告があり[6]，リスクを持つ乗客が片側性の胸痛や呼吸困難を訴えた場合には気胸の可能性を考慮しなければならない．

航空機を利用する前の評価

上記のような機内環境の変化がもたらす呼吸器系への影響を考慮して，英国胸部疾患学会(British Thoracic Society：BTS)は，**表1**に示す疾患の患者について，航空機での渡航を禁忌としている[7]．また，禁忌ではないがハイリスクと考えられるのは，次の項目に該当する患者である．

- 過去に航空機搭乗時に著明な呼吸器症状を呈したことがある
- %一秒量＜30%の重症慢性閉塞性肺疾患(COPD)や喘息の患者
- Bullaがある
- 肺活量＜1Lの重度拘束性換気障害があり，とくに低酸素血症や高二酸化炭素血症を伴う
- 嚢胞性線維症の患者
- 脳血管疾患，心疾患，肺高血圧症など，低酸素血症により悪化する合併症がある
- 肺結核の既往がある
- 6週間以内に急性の肺疾患により入院していた患者
- 最近，気胸の既往またはリスクがある
- 最近，肺塞栓症の既往またはリスクがある
- 酸素療法，持続的陽圧換気(continuous positive airway pressure：CPAP)，補助換気を使用している

このようなリスクを持つ患者では，渡航前の十分な評価と事前準備が必要となる．普段HOTを使用していない患者が機内で酸素投与を必要とするかの指標として，海抜レベルでのSpO_2(SpO_2SL)，6分間歩行でのSpO_2($SpO_2$6MWT)，hypoxic challenge test(HCT)をもとにしたアルゴリズムがある(**図1**)．HCTは15%の酸素分圧の空気を20分間吸入し，SpO_2や動脈血酸素分圧(PaO_2)を評価するテストである．どの施設でも施行可能な検査ではないが，HCTでSpO_2＜85%またはPaO_2＜50 Torrとなる場合は，機内で鼻カニューレ2L/min投与することを推奨する[7,8]．また，6週間以内にCOPD増悪のために入院歴がある患者は，SpO_2 92〜95%の場合，機内での酸素投与を行った方がよい[9]．

疾患各論

各疾患について，航空機での渡航前の評価や注意点を述べる．

1．慢性閉塞性肺疾患(COPD)

機内で生じるmedical emergencyのうち，搭乗前のスクリーニングではCOPDが呼吸器疾患のうちの36.3%と最多である[10]．軽・中等症のCOPD患者では問題なく航空旅行は可能である．スパイロメトリーで測定した%一秒

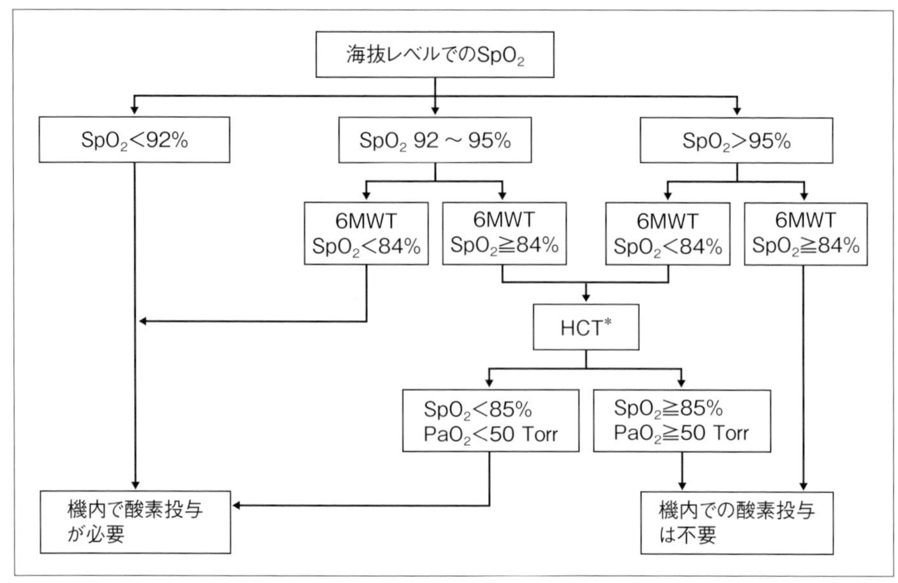

図1 酸素投与の必要性を評価するアルゴリズム[8,9]
*hypoxic challenge test(HCT)：15%の酸素分圧の空気を20分間吸入.

量が50%未満の重症COPD患者では，海抜レベルでのPaO_2 70 mmHg以上，SpO_2 94%以上と比較的良好な値を示していても，機内圧ではPaO_2 50 mmHg以下にまで低下する場合があることが報告されている[11]．海抜レベルでSpO_2 93%の無症候性COPD患者では，健常成人と比べ8,000ftにおけるSpO_2の低下が著明で，症候性の低酸素血症をきたしたという報告もある[12]．よってGOLD分類Ⅲ期またはⅣ期の患者では，先述したアルゴリズムに沿って評価を行う．すでにHOTを導入されている患者では，SpO_2≧85%を維持できるように酸素吸入量を増やすべきである．

2. 気胸の既往

エアリークが持続している気胸がある場合，航空機での渡航は禁忌である．BTSは気胸に対してドレナージによる保存的加療を行った患者について，渡航前7日間以上は胸部X線写真で肺が拡がっていることを確認すべきであるとしている．外傷性気胸の場合，画像上完治してから2週間は経過を見た方がよい．開胸術による外科的治療を受けていれば気胸再発のリスクはかなり低く，ほぼ問題なく渡航可能である．胸腔鏡補助下手術(video assisted thoracic surgery：VATS)も根治可能であるが確実ではないため，多少のリスクは残る[7]．気胸の既往がある患者を対象として13年間にわたりフォローアップした調査研究では，気胸の再発は1年以内が最も多く，1年をすぎるとリスクはかなり低下する[13]．よって気胸の既往がある患者で開胸術により治療されていない場合，1年間は航空機の利用を控えることが望ましい．

3．気管支喘息

発作がなく安定していれば航空機の利用に問題はない．長時間の飛行であれば普段使用している吸入薬は機内に持ち込み，定時に吸入を行うべきである．また機内は湿度が低いため，気道の水分が喪失して気管支攣縮の誘因となり痰の喀出が困難になる．発作が起こりやすい環境であるため，短時間作用型吸入$\beta 2$刺激薬(short acting beta-2 agonist：SABA)を携帯しておいたほうがよい．多くの航空会社は離着陸時を除いてネブライザーの使用を許可しているが，持ち込む際は事前に確認をしておいた方がよい．また，普段からコントロール不良の喘息患者の場合は，発作時のために経口ステロイド剤を機内に持ち込んでおくことが勧められる．

4．間質性肺炎，肺結核後遺症などの拘束性換気障害

もともと低酸素血症がある場合は，機内の酸素分圧低下のため酸素吸入が必要になることがある．拘束性換気障害を有する患者は低換気による高二酸化炭素血症を合併している場合があり，高流量の酸素投与はCO_2ナルコーシスをきたす可能性があるため，注意が必要である．渡航前に高二酸化炭素血症の有無を確認する必要がある．

5．肺高血圧症

原発性および二次性肺高血圧の患者では，低酸素により肺血管攣縮をきたし，肺動脈圧や肺血管抵抗が上昇しうる．このため致命的な心拍出の減少や右心不全をきたす可能性がある．NYHA心機能分類でClass Ⅲ～Ⅳの重症肺高血圧症では空路での渡航は避けるべきである．Class Ⅰ～Ⅱの肺高血圧患者では，機内で2～4 L/minの酸素投与を受けることが推奨される[10]．

6. リンパ脈管筋腫症

リンパ脈管筋腫症(lymphangioleiomyomatosis：LAM)は妊娠可能年齢の女性に発症する慢性進行性・全身性の希少疾患であり，肺では無数の嚢胞を形成し，気胸を高頻度で認める．新規の気胸発症は嚢胞が大きい，あるいは病態がより進行している患者でみられる[14]．嚢胞が小さく気胸の既往がなければ，航空機での渡航は安全に行えると考えられる．既報によればLAM患者の飛行中の気胸リスクは2.2%で，発症した患者の半数は事前に胸痛や息切れなどの症状の訴えがあった．症状がある患者は航空機利用前にしっかりと評価を行う必要があるが，一方で，飛行中の気胸発症は決して多くはないため，かならずしも航空機に乗ることを禁止するべきではないと述べている[6]．

7. 睡眠時無呼吸症候群

機内でCPAPは使用可能であるが，事前に航空会社へ持ち込みの申請をする必要がある．充電式や乾式バッテリーであれば，搭乗時間の1.5倍のバッテリーを準備する．患者は搭乗前および機内でのアルコール飲酒や睡眠薬の使用は避けるべきである．

機内および渡航先での医療機器の使用

すでにHOT使用中の患者や，前述した渡航前の評価により酸素投与が必要と判断された患者は，機内や渡航先で酸素療法が行えるように準備が必要である．自身の酸素ボンベを持ち込むことが可能な場合もあるが，航空会社の定める規格に合ったボンベではない場合は航空会社が準備した有料のボンベを使用することになる．発展途上国では酸素の準備ができないこともあり，事前に確認すべきである．

近年，航空会社によっては携帯型酸素濃縮器(portable oxygen concentrators：POC)も使用可能になった．POCは手荷物として機内に持ち込み使用する．POCにはさまざまな機種があるが，軽量のものはバッテリーや最大酸素供給量が少ない場合があり[15]，渡航時間や酸素流量によっては酸素ボンベの方が適切なこともある．CPAPと同様，搭乗時間の1.5倍のバッテリーを準備しておくべきである．

酸素ボンベ，POCの使用時には事前の申し込みに加え，主治医の意見書が必要である．バッテリーなどが危険物とみなされ機内に持ち込めないこともあるため，航空会社への確認が必須である．

おわりに

航空機内で搭乗者が呼吸器症状を訴えた場合は，バイタルチェックを行い，前述の疾患を念頭において鑑別を進め，酸素投与も考慮する．慢性呼吸器疾患のある患者は CO_2ナルコーシスをきたす可能性があり過剰な酸素投与は避けるべきであるが，CO_2ナルコーシスを恐れて低酸素血症を許容してはならない．航空会社は機内での非常事態の際に，地上の医療スタッフにコンサルトできる体制をとっている場合が多く，連携をとって診療にあたるべきである．

文献/URL

1）The World Bank. Air transport, passengers carried.（https://data.worldbank.org/indicator/IS.AIR.PSGR.）
2）田中健彦．日本胸部臨床 2005；64：293-7.
3）Peterson DC et al. N Engl J Med 2013；368：2075-83.
4）金谷庄藏・他．健康科学 1999；21：121-5.
5）Sand M et al. Crit Care 2009；13：R3.
6）Pollock-BarZiv S et al. Thorax 2007；62：176e80.
7）Ahmedzai S et al. Thorax 2011；66：i1-i30.
8）Edvardsen A et al. Thorax 2012；67：964-9.
9）Mohr LC. Am J Med Sci 2008；335(1)：71-9.
10）Gong Jr H et al. Chest 1993；104：788-94.
11）Christensen CC et al. Eur Respir J 2000；15：635-9.
12）Carvalho AM, Poirier V. Can Fam Phys 2009；55：992-5.
13）Lippert HL et al. Eur Respir J 1991；4：324-31.
14）Taveira-DaSilva AM et al. CHEST 2009；136：665-70.
15）Fischer R et al. Respir Med 2013；107：147-9.

*　　*　　*

航空機と循環器疾患（旅行者血栓症を含む）――心停止に遭遇したら

中尾元基，永井利幸（北海道大学大学院医学研究院循環病態内科学）

Point

- 機内で心停止した場合の死亡率は86%ときわめて高く，心疾患患者の航空機利用は飛行による環境変化が病態へ与える影響を事前に検討する必要がある.
- 基礎疾患に応じて静脈血栓塞栓症のリスク評価を実施し，適切な血栓予防を実施する必要がある.
- 機内心停止患者に対する医療資源はきわめて限られており，心停止患者の発生時には早期の緊急着陸要請が肝要である.

国際情勢や新規感染症の影響はあるものの，近年の航空需要は増加の一途をたどっている．2017年の日本国内線の年間航空旅客輸送は1億人を突破し，全世界の年間航空旅客輸送は40億人を超えた．一方で，医療技術・デバイスなどの進歩により，心筋梗塞後，各種心筋症などの重篤な心血管疾患の既往を持つ航空機利用者は少なくない．In-flight medical emergencies (IMEs)の発生頻度は100万人あたり24～130人とされており，すなわち全世界で1日あたり260～1,420人の急変が発生している．このうち約7%が心血管疾患に関連するものであった[1].

われわれ医療者は，高リスク背景を持つ心血管疾患患者の航空機利用に対し事前の的確なアドバイスを行う必要があり，かつIMEs発生時には限られた医療資源のなかで的確な対応を行う必要がある．本稿では各心血管疾患患者における航空機利用条件および航空機内での心停止時の対応などに焦点を当て，概説する.

各心血管疾患患者における航空機利用条件と留意点

国際線において航空機は通常，高度9,000～12,000 m(30,000～40,000 フィート)の成層圏を音速に近い時速900 km で航行する．上空は気圧が低いため，機内は与圧装置で調節されているものの，客室内の気圧は大気圧より低い0.7～0.8 気圧にとどまり，これは標高2,000～2,500 m の山岳(富士山の5合目程度)とほぼ等しい状態である．さらに，離陸後および着陸前の15～30 分間には高度の急激な変化により，大きな気圧の変化が生じる．離陸後上昇時には，気圧の低下に伴い，機内酸素分圧(空気中の酸素圧力)が地上の約70～80%まで低下するため，心血管系への悪影響は免れない．各心疾患における搭乗条件を以下に示す．

1．虚血性心疾患

狭心症はCCS 分類(Canadian Cardiovascular Society functional classification)を基準にすると，CCS Ⅰ，Ⅱではとくに制限なく，CCS Ⅲでは空港の援助や機内酸素利用が考慮される[2]．一方，CCS Ⅳは，不安定狭心症と同等の病態であり，基本的には病状が安定するまで旅行を延期することが必要であるが，医療者の付き添いや機内酸素を利用しての搭乗は不可能ではない．

急性心筋梗塞後では，心不全や重篤な不整脈などの合併症がなければ2 週間以降に搭乗が可能とされ，血行再建を行っていない場合には運動負荷テストによる状態確認が必要とされる．合併症がある場合には，状態が安定化するまでは搭乗を延期する必要があるとされている．より細分化した搭乗可能条件もある．低リスク(年齢＜65 歳，初回心筋梗塞，EF＞45%，合併症なし，残存病変なし)は発症3 日後，中リスク(EF＞40%，心不全兆候なし，残存虚血なし，不整脈なし)は10 日後，高リスク(EF＜40%，心不全兆候あり，再血行再建やデバイス治療が残っている)は状態が安定するまで搭乗を延期する必要がある．

また，待機的PCI(percutaneous coronary intervention；経皮的冠動脈形成術)後合併症がない場合は，2 日後以降に搭乗可能であり，待機的CABG(coronary artery bypass grafting；冠血行再建術)後に関しても，合併症がない場合に限り，10 日後以降に搭乗可能とされている．

2．心不全

急性心不全においては，非代償期から改善し，かつ6 週間経過し，安定していれば可能である．一方，慢性心不全ではNYHA分類（New York Heart Association functional classification）により条件が異なる．NYHA Ⅰ，Ⅱではとくに制限がなく，NYHA Ⅲは機内酸素が使用できれば搭乗可能である．NYHA Ⅳの場合は，飛行時間が1時間以内で，かつ機内酸素や薬剤補助があれば搭乗可能なこともあるが，状態が安定するまで搭乗を延期することが望ましい．これらの条件は，弁膜症やチアノーゼ性先天性心疾患，肺動脈性肺高血圧症に関しても同様である．とくに肺動脈性肺高血圧症患者（pulmonary arterial hypertension：PAH）（「Column」参照）で在宅酸素療法を必要とする患者は，機内に酸素を持ち込むための事前申請が必要である．

3. 不整脈

機内環境が不整脈を誘発することはほとんどなく，搭乗前に安定して経過していればとくに制限なく搭乗可能である．ただし，発作を繰り返し，不安定な場合は搭乗を見送り，治療を優先するべきである．

経カテーテル的心筋焼灼術後に関しては，合併症がなければ術後2日以降に搭乗可能である．ペースメーカーやICD（implantable cardioverter defibrillator；植込み型除細動器）などのデバイス植込み後は，気胸の合併がなけれ

Column

肺動脈性肺高血圧症（PAH）

肺動脈性肺高血圧症（pulmonary arterial hypertension：PAH）とは，肺動脈圧が上昇することで（平均肺動脈圧≧25 mmHg），心肺機能障害をもたらす予後不良な進行性の疾患群であり，難病指定疾患である．肺動脈圧の上昇が持続することで，右心室に負担がかかり，右心不全を引き起こす．肺高血圧症の原因・病態は多岐にわたり，大きく5群（①肺動脈性肺高血圧症，②左心性心疾患に伴う肺高血圧症，③肺疾患および/または低酸素血症に伴う肺高血圧症，④慢性血栓塞栓性肺高血圧症，⑤詳細不明な多因子のメカニズムに伴う肺高血圧症）に分類される．治療の中心は肺血管拡張薬であるが，近年プロスタサイクリンの持続静注療法や他の薬剤の開発により，治療成績が大幅に向上している．現在も新たな薬剤や治療法の開発が進んでおり，今後さらなる治療の進歩が期待される．

ば術後2日以降に搭乗可能である．気胸を合併した場合は，改善後2週間以上の経過観察期間が必要である．荷重負荷によるリード損傷や，とくに術後早期には，デバイス植込み側の腕の挙上によるリード脱落の可能性があるため，十分な患者指導の必要がある．なお，航空機搭乗によりペーシング閾値が変化することは通常ないとされる[3]．一方，保安検査場で使用される金属探知器から発生する電磁波によるノイズがデバイスの作動に影響を及ぼす可能性があるため，該当患者はデバイス手帳を提示し，金属探知機を用いない検査を行う必要がある．

4．静脈血栓塞栓症

静脈血栓塞栓症(venous thromboembolism：VTE)は飛行中に発症/再発しうる病態である．急性肺血栓塞栓症に至ると塞栓子の大きさや患者の心肺予備能によってはショックや突然死をきたす可能性がある．VTEの主な原因は長時間の同一姿勢，機内の乾燥や脱水傾向とされる．近年は，航空機に限らず，自動車や列車，船舶などでも長時間の移動で起こり得ることから，旅行者血栓症(traveler's thrombosis)とよぶのが妥当であるとされる．

一般的に，4時間以上の飛行時間でVTEリスクは2倍となり，最初の1週間に最もリスクが高まるが，約2カ月間リスクが継続するとされている．フランスのシャルルドゴール空港における調査では，飛行距離が2,500 km未満での発症例はなかったのに対し，10,000 km以上では100万人あたり4.77人が発症し，飛行距離が長くなるほど発症率が高いことが示された[4]．

VTE発症リスクはWHOによると以下のように層別可能であり[5]，ハイリスク例ではとくに予防を心がける必要がある．

低リスク：VTE既往がない，4週間以内に手術を行っていない，その他リスク因子がない

中リスク：VTE既往がある，4～8週間以内に30分以上の手術を受けた，血栓傾向がある(抗リン脂質抗体症候群，経口避妊薬内服，ステロイド内服など)，妊娠，肥満(BMI>30 kg/m^2)

高リスク：癌を含む付加的要因がありVTE既往がある，4週間以内に30分以上の手術を受けた

表1 搭載が義務付けられている救急用医薬品[11)]

一般名	剤形	数量	
		国際線	国内線
生理食塩水 200 mL	注射剤	2	1
20%ブドウ糖溶液 20 mL	注射剤	4	2
アドレナリン 1 mg	注射剤	4	2
ヒドロコルチゾンリン酸エステル Na 500 mg	注射剤	2	1
ペンタゾシン 15 mg	注射剤	4	2
ジアゼパム 10 mg	注射剤	4	2
メチルエルゴメトリンマレイン酸塩 0.2 mg	注射剤	1	—
フロセミド 20 mg	注射剤	2	—
アトロピン 0.5 mg	注射剤	2	1
d-クロルフェニラミンマイレン酸注射剤 5 mg	注射剤	5	2
または錠剤 2 mg	錠剤	10	5
制吐剤(市販品)	錠剤	適宜	適宜
カルシウム拮抗薬もしくはベータ遮断薬	錠剤	10	5
アスピリン	錠剤	適宜	適宜
ニトログリセリン舌下錠 0.3 mg	錠剤	10	5
または吸入剤	吸入剤	1	1
サルブタモール硫酸塩吸入剤	吸入剤	1	1

予防方法は，①適度な足の運動(足首を回す，ふくらはぎを軽くもむ)，②適度な水分補給，③利尿作用のあるコーヒーやアルコールを飲みすぎない，ことが需要である．基本的に，アスピリンや抗凝固薬の予防内服は推奨されていない．高リスク患者においては，弾性ストッキング装着が推奨されている[6,7)]．

航空機内での心停止発生時の対応

前述した事前対策を十分に講じたにもかかわらず，航空機内で心停止をきたす症例が存在する．Nable らは心停止の発症頻度はIMEsのうち0.3%程度と報告しており，全世界で1日あたり0.8～4.2人が発症している計算になる[8)]．機内で心停止を発症した場合の死亡率は86%ときわめて高率である[9)]．米国心臓協会(American Heart Association：AHA)の心肺蘇生ガイドラインは一般的な地上での心停止を前提としており，機内での心停止に関する細かい記述はほとんどないが[10)]，このような緊急事態への対応を整理しておきたい．

表2 搭載が義務付けられている医療機器[11)]

医療用具	規格	数量	
		国際線	国内線
輸液セット	—	2	1
注射器	20 mL, 10 mL, 5 mL	各2	各2
注射器	2.5 mL	4	2
注射針	21 G, 23 G	各10	各10
翼状針	21 G	4	2
駆血帯	—	1	1
エアウェイ	大, 中, 小	各1	—
バイトブロック	中	1	1
用手式蘇生バッグ	—	1	1
用手式蘇生バッグ用マスク	大, 中	各1	各1
ガーゼ	—	適宜	適宜
絆創膏	—	適宜	適宜
消毒綿棒	ポピドンヨード消毒綿棒	適宜	適宜
血圧(電子式推奨)	—	1	1
聴診器	—	1	1
留置針	20 G, 22 G	各4	各2
使い捨て手袋	—	適宜	適宜
注射針廃棄箱/医薬品廃棄袋	—	1	1
尿道カテーテル	—	1	—
消毒綿	アルコール消毒綿	適宜	適宜
粘着テープ	—	適宜	適宜
医療用マスク	—	適宜	適宜
気管挿管セットまたは輪状甲状靭帯穿刺針キット	—	1	1
臍帯結紮用具	—	1	—
体温計	—	1	1
BLS カード(救命手順記載)	—	1	1
懐中電灯	—	1	1
AED	—	1	1

1. 機内に搭載されている医療機材

わが国を離着陸する客席数が60席以上の旅客用航空機には，航空法で最小限装備しなければならない救急用医薬品，医療機器が定められている[11)](**表1, 2**)．ただし，北海道内や離島間を飛行する小型飛行機には搭載されないこともある．国内線で義務付けられている点滴溶液は200 mLでアドレナリンは計2 mgである．自動体外式除細動器(automated external defibrillator：AED)以外の心電図モニタ装置やパルスオキシメーターの搭載は義務付けられていない．したがって，航空機内で心停止患者に対応するにはきわめて限

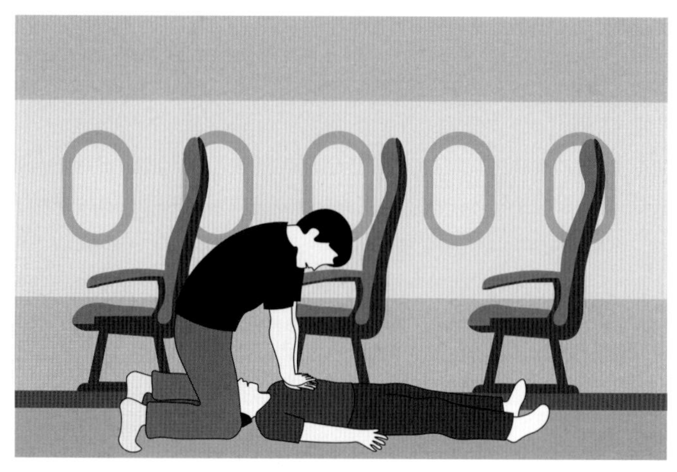

図1 Over-the-head(OTH)CPR

られた医療資源環境であることをまず理解しなければならない．各航空会社のホームページなどで搭載機器が確認できるので，頻用する航空会社の医療機器搭載状況は確認しておきたい．

2. 機内で行うCPRの方法と場所

バイスタンダーCPR(cardio pulmonary resuscitation；心肺蘇生法)は心停止患者の生存率を著明に改善するため，可及的速やかに行われるべきである．しかし，スペースが限定された機内では患者へのアクセスが困難であるうえに，騒音や振動の影響を受けるため，CPRの質が低くなる可能性がある．European Resuscitation Council(ERC)ガイドラインでは，心停止患者をまずギャレー(厨房)や出口エリアなど広いスペースが確保できる場所に移動させることが推奨されている[12]．やむを得ず通路でCPRを実施する場合は，頭上から実施するover-the-head(OTH)CPRが代替手段となるが(**図1**)，胸骨圧迫の深さは標準的なCPRと比べて大幅に浅くなるとされている[13]．座席のアームレストが立てられる場合は，実施者が座席間に入ることで有効なCPRを実施することができる．地上でのCPR同様，CPRは2名以上で実施することが望ましい．

3. 機内で行う気道管理

飛行中の機内では気道確保もスペースや騒音により困難であることが多い．気管内挿管は地上では最も確実に気道確保を得る方法であるが，機内での気管内挿管の成功率は病院で実施する場合と比べ有意に低くなると報告されており，成功率は8分の1程度となる[14]．したがって，機内に搭載されていれば，声門上デバイスの使用が望ましい．

4. 緊急着陸の要請

救命のため飛行中の航空機を最寄りの空港へ緊急着陸させる場合がある．Petersonらの約12,000件のIMEsを調査した報告では，全IMEsのうち7.3%で緊急着陸が実施され，とくに心停止に至った場合，約58%で実施された[9]．前述のように，機内での心肺停止患者への治療はきわめて限定的であるため，ERCガイドラインでも最寄り空港へ即時フライト迂回を要求することを推奨している[12]．しかし，緊急着陸には燃料の廃棄や飛行ルートの変更などにより時間を要することがある．また，緊急着陸先に適切な医療機関がない可能性もあるため，地上スタッフとの綿密な調整が必要となる．なお，CPRは緊急着陸中も継続して行うことが望ましい．

文献

1) Martin-Gill C et al. JAMA 2018；320：2580-90.
2) Wyss CA et al. Circulation 2003；108：1202-7.
3) Malconian M et al. Am J Cardiol 1990；65：1475-80.
4) Lapostolle F et al. N Engl J Med 2001；345：779-83.
5) WHO Research Into Global Hazards of Travel Project. WHO Research Into Global Hazards of Travel(WRIGHT)Project：final report of phase I. 2007：p.24.
6) Kearon C et al. Chest 2012；141：e419S-96S.
7) Hammadah M et al. Clin Cardiol 2017；40：660-6.
8) Nable JV et al. N Engl J Med 2015；373：939-45.
9) Peterson DC et al. N Engl J Med 2013；368：2075-83.
10) Merchant RM et al. Circulation 2020；142：S337-57.
11) 救急の用に供する医薬品及び医療用具並びに感染症の予防に必要な用具について.(https://www.mlit.go.jp/notice/noticedata/pdf/20180816/FS062-04.pdf)
12) Truhlar A et al. Resuscitation 2015；95：148-201.
13) Handley AJ et al. Resuscitation 2004；61：55-61.
14) McIntosh SE et al. Prehosp Emerg Care 2008；12：438-42.

腎臓病（血液透析・腹膜透析との関連）

五味秀穂（東京慈恵会医科大学晴海トリトンクリニック腎臓・高血圧内科）

Point

- 腎不全の透析患者が交通機関の中で体調を崩す可能性は少ないと思われるが，移動の前後で十分透析を行っておくことが重要である．
- 患者は移動中の体調変化に備え，かならず主治医からの診断書または診療情報提供書を持参することを勧める．
- 海外からの長時間の移動の場合，とくに体重（水分）管理と食事管理（カリウム，塩分など）に気をつけておくことが必要となる．

透析患者の旅行

慢性腎不全による透析患者も交通機関の進歩，医療情報の豊富さなどにより，以前に比べ海外を含め旅行などに出られることが多くなってきている．患者が海外を含め遠くに出ることを計画した場合，まずはその可否を主治医の先生に判断してもらうこととなる．

前提条件は，安定した透析が行えているかどうかである．体重や血圧のコントロールが良好で，重篤な貧血がなく，電解質とくにカリウムが大きく狂っていないことが旅行可能の条件となる．

- ・適性体重の維持ができていること．
- ・血圧の管理がきちんとできていること．
- ・高度な貧血がみられないこと（具体的にはHbが10 g/dL以上が望ましい）
- ・血清カリウムが普段高すぎないこと（具体的にはKは6.0 mEq/L以下が望ましい）

遠隔地への移動が可と判断された場合は，かならず主治医に診断書・診療情報提供書を作成してもらい（海外への場合は英文で），持参することが大切である．現在インターネットで「英文の診断書」と検索すると多くの雛形を見つけることができる．透析患者の透析条件等を含めた雛形も得られる（海外医療支援協会等)ので，利用すると便利である．ここで注意していただきたいのは，使用薬剤名はかならず「一般名」で記載してもらうことである．また可能であれば渡航先の医療情報を入手し，投薬中の薬剤が現地の法律に抵触しないか(とくに眠剤など)確認しておいたほうが円滑に進むであろう．

出発前の準備

1. 血液透析

まずは海外あるいは国内の旅行先の透析施設を探し，事前に予約を行っておくことが必要である．海外の透析施設は国際腎臓学会の会員名簿や，ウェブサイト「Global Dialysis」の透析センター検索が有用である．またJTBなどの一部旅行会社でも斡旋してくれるところがあり，またNPOの「海外医療支援協会」も相談に応じてくれる[1)]．以下，海外の血液透析施設の予約などアシストしてくれる旅行会社や団体を示す．

- JTBメディカル&ヘルスツーリズム
- 近畿日本ツーリスト関西　人工透析海外旅行
- 海外医療支援協会
- フレゼニウスメディカルケアジャパン　ホリデー・ダイアリシス(国内が主)

メールやFAXで透析希望日時，透析時間の予約を取り，予約が取れたら日本での透析条件や検査データなどを送り，透析を行ってもらえるか確認する．通常，渡航の1カ月前までに確認するようにしたい．

これらの情報は主治医の先生に英文で作成してもらう．内容は下記のようなものであるが，参考となる雛型もある(海外医療支援協会)ので，利用されたい．

- 現病歴，血液型，感染症の有無，内服中薬剤，薬剤アレルギーの有無
- 適性体重，心胸郭比，通常血圧，直近の血液生化学検査値
- 透析方法(透析液)，透析時間，血流量・透析液量，ダイアライザー(種類・膜面積)，抗凝固薬
- 穿刺部位

2. 腹膜透析

腹膜透析の場合，まず問題なのは**透析液の手配**である．腹膜透析材料を扱っている会社(バクスター，テルモ)に連絡し，海外を含めた旅行先に透析

液を配送してもらうよう手配をする．渡航先への手配に時間差があるため，すくなくとも1カ月前から(場所によっては7週間)相談しておく必要がある．滞在先のホテルなどにあらかじめ配送しておいてくれる．ただ海外の場合，日本のものではなく，現地の会社のものを配送し使用することとなるので注意が必要である．

①バクスター

国内の場合：自分で透析液を送ることも可．宿泊先の状況を確認し，出発前に透析液が届いているか確認する．紹介状をかならず持参する．
バクスターに配送を依頼することも可(2週間前まで)．

海外の場合：2カ月前までにバクスターに連絡する．
現地で使用されている透析液・器材が手配される．
現地の病院の受診が必要な場合もあり，相談に乗ってくれる．

②フレゼニウスメディカルケアジャパン

国内が中心で，ホリデーダイアリーシスが担当してくれる．

また血液透析同様，主治医の先生に診療情報提供書(海外の場合は英語で)を作成してもらっておく．透析内容(透析液の量，糖濃度，カルシウム濃度，1日のスケジュール，1日の総除水量など)を記載してもらって持参すれば，腹膜炎などのトラブルで現地医療機関を受診した際に役に立つ．

腹膜炎などを起こした時のために，緊急で治療を行ってもらえる医療機関を調べておく(バクスターではアドバイスもしてくれる)．

旅行などの移動の場合，便秘を経験することがよくある．便秘は体調を崩す原因となり，とくに腹膜透析の場合は注液・廃液に影響がでる可能性があるため，便秘に対する薬は主治医とよく相談して事前に処方してもらい，使い慣れておいたほうがよい．

飛行機を使用する場合

1．血液透析

出発前日に透析を行っておく．非透析日に移動し，透析を行う日は，移動を避けたほうがよい．また同様に帰国日の前日に透析を行っておけば，帰国日の問題は解消される．

常用薬品は不測の事態に備えて渡航期間よりも多めに処方しておいてもらい，2つに分け，1つは携帯したほうがよい．

表 1　腹膜透析液交換可能場所

施設名	予約	担当	備考
成田空港　第 1 ターミナル	有	特別待合室	有料，90 分～
成田空港　第 2 ターミナル	有	特別待合室	有料，90 分～
羽田空港　第 1 ターミナル	有	総合案内	無料，要事前予約
関西国際空港　ターミナルビル(北 & 南)	有	特別待合室	有料，60 分～
大阪(伊丹)国際空港	有	会議室予約	有料，60 分～
福岡空港　第 1・第 2・国際ターミナル	有	特別待合室	有料，60 分～
新千歳空港	有	接遇室・会議室	有料，60 分～
東京駅	無	東京駅旅行者援護センター	予約不要
名古屋駅	無	名古屋駅旅行者援護センター	予約不要，透析液加温サービス
京都駅	無	京都駅旅行者援護センター	予約不要
パーキングエリア(東日本)	無	Navi ダイアル東日本	要事前問い合わせ
パーキングエリア(西日本)	無	Navi ダイアル西日本	要事前問い合わせ
東京ディズニーランド/シー	有	ゲスト相談室	事前予約可能，透析液預かりあり
ユニバーサルスタジオジャパン	無	ゲスト相談室	パーク内3カ所救護室

航空会社では「特別機内食」をリクエストできるところが多いので，あらかじめ「低塩食」などをリクエストしておくとよい．

航空機による海外への移動の場合，長い1日や短い1日となることがあるので，時差が7～8時間以上ある国へ移動する場合は，薬の内服の回数を主治医と相談しておきたい．1日3回の薬は1回分の増減を考えるが，1日に2回または1回の薬はそのままの回数で様子を見てもおおむね問題ないと考えられる．

エリスロポエチンの注射が渡航地ではなかなか難しい場合は，渡航前に調整してもらい多めに使用しておけば，2週間位までの渡航であれば現地で使用する必要はないと思われる．

海外では血液透析は決められた時間で終了し，体重がドライウエイト(透析時基本体重)に達していなくても終わってしまうことが多い．また体重測定も着替えずそのまま行うこともある．その繰返しとなると最終的に心不全を呈する危険性が高くなるため，普段からの水分コントロールが大事である．海外では珍しい食べ物などで食事摂取量が増える傾向になることが多い．透析と透析の間の体重増加が1.5 kg 以上は要注意である．

2. 腹膜透析

航空機内で透析液を交換することは不可能ではないが，機内環境として換気が強く頻回に行われており，またスペースも十分取れない場合が多いので，機内での交換はなるべく避けたほうがよい．ただし航空会社の担当窓口(「おわりに」参照)にあらかじめ相談しておけば，可能性はあると思われる．

航空機での移動の場合，長時間のフライトや空港まで時間がかかるなど前後で交換が必要であれば，まずは空港で透析液を交換することとなる．大きな空港では下記のような交換場所を提供してくれる(有料のことあり)ので，事前に申し込んでおくとよい．ただし交換時に使用するハサミなどの物品の使用や，使用後の処理などは相談しておく必要がある．

3. 空港での交換場所(表 1)

成田空港(第 1・第 2 ターミナル)：特別待合室(有料)
羽田空港：総合案内に相談
関西空港：特別待合室(有料)
大阪(伊丹)空港：会議室予約(有料)
福岡空港：特別待合室(有料)
新千歳空港：接遇室，会議室(有料)

到着後の外地の空港では，場所の確保がなかなか難しいことと，薬液を温めておくことができないので，バッグ交換は難しいと考えていたほうがよい．携帯用加温バッグは，渡航地の電圧・プラグで使用可能か確認しておく必要がある．

たとえ配送サービスがない国(マレーシアなど)でも，自分自身で日本の透析液・器具・薬を積み込んで持ち込めば，訪問国の制約は基本的にはない．ただし，医師の証明書が必要であり，重量オーバーの追加料金は覚悟しなくてはならない．

新幹線を使用する場合

1. 血液透析

国内を新幹線で移動する場合，透析が普段きちんと行えていれば，とくに気をつけることや制約などはないと思われる．ただアクシデントなどで急遽予定していない病院での透析を受けなくてはならない状況を想定して，診療情報提供書(透析条件，投薬内容，最近の検査結果など)を携帯していることは必要と思われる.

2. 腹膜透析

JR では，車内で交換が必要となりそうなときは，多目的室を貸してもらえる場合があるので，事前に JR に相談しておくか，緊急の場合は車内で車掌の方に相談する.

3. 駅での交換場所(表 1)

東京駅，名古屋駅，京都駅：旅行者援護センター

おわりに

慢性腎不全の末期は食事や水分など厳しい自己管理が必要となる．その患者が透析に移行すると制限が緩和されるため“バラ色の日常生活”に変わったと感じる時が来る．しかし新たな制限下での生活を過ごしていると，むしろ以前にも増して精神的な閉塞感を味わうこととなる．海外を含めた旅行など“夢のまた夢”となり，希望も失いかけてしまう.

しかし本書のような情報をもとにおおいに羽ばたいていただき，人生をまさに“バラ色”に変えていただけたらと願う．一度思い切って出かけそのコツを覚えてしまえば，以降は 2 度目，3 度目と出かけられるようになると思う．世界が広がることを願ってやまない.

航空会社の相談窓口：事前の特別食の申し込みや，腹膜透析の相談など
ANA：おからだの不自由な方の相談デスク(9：00～17：00　年中無休)
TEL：0120-029-377，03-6741-8900〔(携帯と海外から(有料)〕
JAL：プライオリティ・ゲストセンター(9：00～17：00　年中無休)
TEL：0120-747-707，03-5460-3783〔(携帯と海外から(有料)〕

文献

1) 五味秀穂．海外医療支援協会．診断と治療 2018；106(11)：1400-1.

耳鼻咽喉科疾患（航空性中耳炎と耳管機能）

松野栄雄（順天堂大学医学部附属順天堂東京江東高齢者医療センター耳鼻咽喉科）

Point

- 航空機内は気圧変動により，耳閉感や耳痛が生じやすい状態になる．
- 気圧差が原因となって耳に障害が起こることを耳性気圧外傷といい，①外耳気圧外傷，②中耳気圧外傷，③内耳気圧外傷の3つに分けられる．
- 旅行前に耳鼻咽喉科を受診してアレルギー性鼻炎などの治療を済ませておくこと，飴などを口中に含み嚥下の回数を増やすこと，救急セット内の点鼻薬の使用などが対策としてあげられる．

2021年，今年は日本でのオリンピックの開催の年であり，世界的に流行しているCOVID-19のため，国外から一般の観客は入国できず，オリンピック選手と関係者のみの入国となった．本稿を書いている3月24日，東日本大震災復興オリンピックとしてふさわしく，福島県から聖火がスタートした．とても喜ばしいことである．COVID-19のワクチン接種が最も進んだ国は先進国のアメリカやイギリスでもなく，イスラエルがトップ(現在まで1回でもワクチンを摂取した人は，国民の60%以上)であった．イスラエルの研究グループは，ワクチン接種者(60万人)と非ワクチン接種者を比較し，2回のワクチン接種後，感染を92%減少させ，また発症に関しても94%減少させる効果が確認されたと発表している．イスラエルではさらに接種証明書としてグリーンパスを発行し，これを提示することで国内旅行のほか，今まで制限されていた区域へも行くことができるようになっている．わが国においても，早い段階での2回の摂取，接種証明書の発行により，自粛制限の早期解除が望まれる．日本国内では，まず医療関係者からワクチン接種が始まり，2回のワクチン接種により，中和抗体が産生され，各国の変異型ウイルスに対しても90%以上の予防効果が期待されている．

COVID-19が終息した後，一気にビジネスや旅行など，航空機に搭乗する機会が増えることが予想される．そのため，急激な気圧の変化に曝露される機会も増え，航空性中耳炎に罹患する頻度の増加も予想される．

本稿では，航空性中耳炎と耳管機能の関係や予防や治療について述べたいと思う．

航空性中耳炎

航空性中耳炎(aero-otitis media)は，航空機内の気圧変動のため，飛行中，とくに降下の際，耳痛，耳閉感，難聴などがみられる疾患である．**中耳気圧外傷**(middle ear barotrauma)ともいわれ，耳性気圧外傷(aural barotrauma)のなかで頻度が高い疾患である．旅客機は，通常1万メートルの高度で飛行している．機内の気圧は与圧機構により約0.8気圧に調整されており，これは，地上の気圧よりも約20%の圧負荷が中耳にかかっていることになる．

飛行機が下降して，気圧が上昇すると空洞を形成する臓器のひとつである中耳の気圧が陰圧となる．そのため，耳閉感(耳が詰まるような感じ)や耳痛などの症状が生じる．一般に含気腔のある器官(臓器)は気圧の変化の影響を受けやすい．聴器の気圧変化に対する障害について，欧米では“barotrauma”という名称で記載されている．わが国では**“気圧外傷”**という名称が一般的に用いられている[1]．

気圧外傷は，大気圧(環境圧)の変化により外界圧と人体内腔との圧平衡が崩れ，生体内の含気腔洞の容積変化に伴う組織の損傷である．とくに，空洞を形成する臓器である耳・副鼻腔・歯・肺などに生じる．そのなかでも耳に関する疾患が最も多く重要である．アレルギー性鼻炎や鼻副鼻腔炎など，鼻咽腔が炎症状態にある時は，耳管の粘膜にも炎症や浮腫が生じやすく，耳管の開放能力を著しく低下させる．そして，中耳の気圧が陰圧となって，耳閉感や耳痛が生じ，耳性気圧外傷が起こりやすい状態になる．

耳性気圧外傷は，中耳腔の圧平衡が環境の圧力変化に追いつけない時や耳管の機能が低下している時に起こりやすい．飛行機の離着陸などでしばしばみられ，耳内に閉鎖腔ができ，中耳圧と外耳圧，中耳圧と内耳圧に圧差が生じた時に起こる．

このように内耳圧と中耳圧，あるいは中耳圧と外耳圧の気圧の差が原因となって耳に障害が起こることを耳性気圧外傷[1]といい，外耳に障害が起こる外耳気圧外傷(external ear barotrauma)，中耳に起こる中耳気圧外傷[2]，内

表1 中耳気圧外傷の程度分類

Stage Ⅰ	自覚症状はあるが鼓膜所見はない
Stage Ⅱ	鼓膜充血〜軽度の出血
Stage Ⅲ	鼓膜の高度出血
Stage Ⅳ	鼓膜穿孔

作成：順天堂大学医学部耳鼻咽喉科学講座 航空性中耳炎研究班.

耳に起こる内耳気圧外傷(inner ear barotrauma)，の3つに分けられる．耳性気圧外傷の発症には，耳管(eustachian tube)の換気能力と深い関係がある．

外耳気圧外傷

外耳道は外界に連続しているため環境圧と外耳道圧は等しい．しかし，これを阻止する閉鎖物，耳垢，耳栓，外耳道狭窄などが存在する時，外耳道内に含気腔(空洞)が形成され，外耳道全体の圧平衡を保つことができなくなる．航空機搭乗中，下降時に鼓膜が外耳道側へ膨隆し，強い耳痛，さらに出血や鼓膜穿孔を生じることがある．

中耳気圧外傷

中耳気圧外傷は，航空性中耳炎ともいわれ，耳性気圧外傷のうちで最も頻度が高い．耳管の圧調節機能が十分に果たせない状態で，外気圧が変化すると，中耳腔は外界に比較して相対的に陽圧または陰圧となり中耳腔に障害をきたす．航空機の降下時，中耳腔は相対的に陰圧となる．解剖学的に鼻咽腔に炎症が存在する時，耳管の粘膜に炎症や浮腫が生じやすく，耳管開放能力を低下させ，中耳気圧外傷をきたしやすくする．中耳腔の圧が相対的に陰圧になると鼓膜が内陥し，中耳腔の粘膜が膨隆し，外界の環境圧に対応した圧調節が行われる．しかし，環境圧の変化がさらに進行すると中耳腔内の粘膜や血管が破れて出血を起こす．さらに鼓膜内陥が進行し，限界まで達すると鼓膜は穿孔してしまう．多くは，150〜200 mmHg の圧で鼓膜穿孔をきたすといわれている．中耳気圧外傷の程度分類[1)]が各施設から出されているが，当施設でも程度分類について検討を行った．**表1**に，鼓膜観察所見による中耳気圧外傷の程度分類を示した．

症状は**疼痛**，**耳閉感**，**難聴**などがみられる．難聴は骨導，気導差のある伝

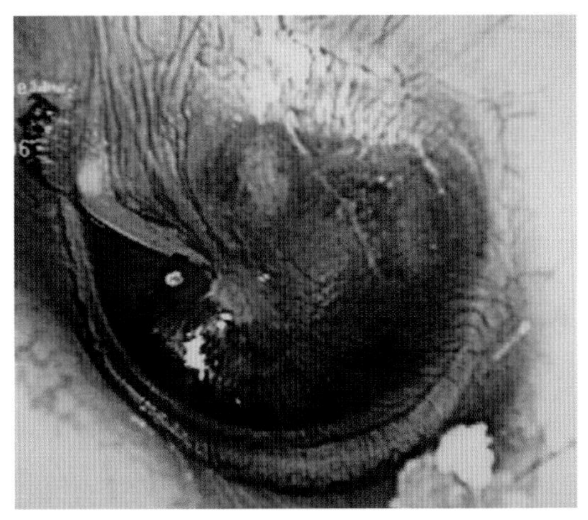

図 1　左鼓膜所見
やや青色を呈し，鼓膜辺縁に向かう放射状の赤い線状出血，斑状出血(ecchymosis)が認められる．

音難聴を認める．診断は鼓膜所見，種々の聴力検査を行い，内耳気圧外傷を伴っていないことを確認する．ほとんどは可逆的で障害を残さず予後は良好である．鼓膜穿孔のない軽度のものでは，自然治癒することが多い．

治療はまず外耳道の清浄化をはかる．中耳腔内に血液や滲出液の貯留が認められる時は鼓膜穿刺や鼓膜切開を行う．二次的な感染に留意し，抗生物質を投与する．鼓膜穿孔があり，穿孔弁が変位している時は，修復処置を行う．3～4 カ月を経過しても穿孔が閉鎖しない時は，鼓膜形成術を行う．

図 1 に航空性中耳炎の鼓膜写真を示す．20 歳の女性が搭乗した旅客機が下降する時に，強い耳痛と耳閉感があり，数回の嚥下を繰り返したが改善なく，耳鼻咽喉科を受診した症例である．

内耳気圧外傷

内耳と中耳腔の間の圧力差に対し，耳管が十分に機能せず，**耳鳴や難聴などの蝸牛症状**，**耳閉感**，**めまい**が起こる．

また気圧の変化により蝸牛障害が起き，有毛細胞の聴毛の障害は感音難聴の原因[2)]とされる．中耳気圧外傷の発症頻度より少ない．

耳管の構造と働き

耳性気圧外傷の発症には，耳管の換気能力と深い関係がある．耳管の機能は中耳腔の圧調節，排泄，防御であり，上咽頭から鼓室へつながる管状の構造物で，頭蓋底の深部を走行している[3]．安静時は閉鎖していて，嚥下の際は，口蓋帆張筋の働きにより，ほぼ1秒以下で開大する．耳管がよく機能しない原因として，**鼻咽腔の炎症**(アレルギー性鼻炎，鼻副鼻腔炎，感冒など)がある．上咽頭にある耳管咽頭口の炎症により粘膜が腫脹したり，分泌物により狭窄または閉鎖したりするからである．

耳鼻咽喉科では，耳管機能障害(耳管開放症，耳管狭窄症，耳管閉鎖不全症など)の診断のため，耳管機能検査を行っている．これは，中耳疾患の病態評価や中耳手術の術前評価や滲出性中耳炎における鼓膜換気チューブの抜去時期の評価，航空機搭乗者やダイバーが耳抜きをうまくできるかどうかの評価にも有用である．

航空機の上昇と下降に対する耳管の働き

航空機の上昇時に耳管を経由して，中耳腔の空気は受動的に放出され，中耳の内圧は外界の気圧よりも高い状態となる．この場合，中耳内の空気は受動的に耳管を経由して鼻咽腔へと放出され，中耳内の圧と外界の気圧差は，即座に調整されて平衡化される．

このような中耳と外気圧との調整能は，航空機が400フィート(約120 m)上昇するごとに作動している．航空機の上昇時の中耳内圧の平衡化には，口蓋帆張筋の収縮は通常必要なく，鼓膜や中耳が損傷することはまれである．航空機が下降する時の気圧変化は上昇時と対照的である．鼓膜の外側(外耳道内)および鼻咽腔の気圧は上昇するが，中耳内の気圧は低いままの状態で，中耳内と外界との気圧の平衡化がうまく作動しない．下降時の場合，圧平衡

Column

Valsalva法

最初に鼻をかむ(これで治ることがある)．次に鼻を摘まんで空気を吸い込み，口を閉じて吸い込んだ息を耳へ送る．この動作を耳閉感が改善する(耳が抜ける感じがする)まで数回繰り返す．あまり強くすると鼓膜に傷つけることになり，逆効果となるので注意する．

化のための空気が鼻咽腔から中耳へと逆方向に流入するため，中耳内圧と外気圧を平衡化するために，口蓋帆張筋が収縮して，耳管が開放されなければならない．熟練したパイロットは下降する時に，随意的に口蓋帆張筋を収縮させ，耳管を開放し，気圧の調整をすることができる．普通の人では，なかなかそのようなことができるものではないので，耳管を開かせるためのいろいろな方法が紹介されてきた．**Valsalva 法**もそのひとつである(「Column」参照)．

Valsalva 法では，鼻咽腔の圧を十分に上昇させることができるが，この方法でうまくいかない時は，中耳内は相対的に減圧状態となり，鼓膜は内陥し，斑状出血が起こる．さらに進むと中耳内に静脈性出血が起こることもある．

航空機搭乗者の健康状態

航空機の降下時に耳の障害が起こるかどうかは，飛行機に搭乗した人の**健康状態にも関係する**．感冒に罹患している人や口蓋帆張筋の収縮能力が低下している人は気圧外傷の危険が大きい．

また，飛行条件も大きな影響を及ぼす．航空機の急速降下とゆっくりした降下を比較すると，**急速降下のほうが危険である**．飛行機は下降する時は，中耳と外界の気圧を平衡化するために，繰り返し耳管が開かなければならない．しかし，急速降下では十分な時間が得られず，気圧の平衡化が十分に行われないためである．

航空機の高度

気圧の平衡化にはもうひとつ重要な因子がある．それは航空機の高度である．

飛行高度が高いところから降下する場合よりも，**低いところから降下するほうが，圧変化が大きい**．たとえば 30,000 フィート(約 9,000 m)の高さから 20,000 フィート(約 6,000 m)の高さまで飛行機の内圧を調整せず，与圧なしに 10,000 フィート(約 3,000 m)を降下した場合，機内の気圧差は約 126 mmHg となるが，12,000 フィート(約 3,600 m)の高さから 2,000 フィート(約 600 m)の高さまで降下した場合，落差は同じ 10,000 フィート(約 3,000 m)にもかかわらず，低い高さからの降下では機内の気圧差が約 223 mmHg にもなることがわかっている．

旅客機では，実際の飛行高度と関係なく，室内の気圧を 4,000 フィート(約

1,200 m)から8,000フィート(約2,400 m)の間で気圧が維持されるように調整されているので，乗客が極端な気圧変化に曝されることはない．しかし，低い高度での降下では，圧変化が大きいので，耳性気圧外傷が発生することがある．

中耳の換気と調圧機構

中耳は耳管と中耳粘膜ガス交換の2つの換気・調圧機構[3,4]により常に平圧を保っている．

耳管は嚥下などの動作によって，中耳を換気する即時的な中耳換気・調圧機構である．1回の嚥下で200〜300 mm H_2Oの圧差を解消でき，航空機の搭乗時のような急激な圧変化に対応しうる利点がある．

中耳粘膜ガス交換は急激な圧変化には対応できず，緩徐であるが，間断なく働く機構である．睡眠時など経耳管的な中耳の換気・調圧が極端に減少する状況でも常に働いている．飛行機から降り，まだ耳閉感が残っていて，嚥下でも解消されない時，その後しばらくすると軽快する．これは中耳粘膜のガス交換の働きによるものと思われる．

航空性中耳炎に対する対策

まず，発症を予防することが大切である．日本の航空会社では，機内入口にカゴに入れられた飴が用意されている．高度を下げ，着陸態勢に入る前から口中に含み，嚥下の回数を増やすことも予防のひとつである．

また，搭乗回数が多く，頻繁に強い耳痛が起こる人は，機内の救急セットの中に点鼻薬(血管収縮剤)が常備されているので，客室乗務員に相談する．

また旅行前にかかりつけの耳鼻咽喉科を受診し，アレルギー性鼻炎などの耳管咽頭口周囲に炎症を起こしやすい疾患の治療を行っておく．

文献

1) 柳田則之・他．耳鼻臨床 1995；88：1243-52.
2) 柳田則之・他．JOHNS 1995；14：955-9.
3) 高橋晴雄．日本耳鼻咽喉科学会会報 2014；117(4)：340-4.
4) 田辺牧人・他．耳鼻臨床 1996；89：515-8.
5) 石田和也・他．日本耳鼻咽喉科学会誌 2017；96：2017-23.
6) 柳田則之・他．JOHNS 1998；14：1140-1.
7) Schuknecht HF. Pathology of the Ear, A Commonwealth Fund Book. Harvard University Press；1974, p.309-10.

精神疾患

大塚祐司（総合病院国保旭中央病院神経精神科）

Point

- 航空機内で発症・増悪する精神疾患は不安障害が最も多い．また，顕在化した精神疾患のうち約 5～6%が緊急着陸に至る．
- 航空機内，新幹線内にて精神疾患に遭遇した場合，既往歴の聴取および処方薬の確認が有用である．
- 航空機内における報告症例の約 90%を占める不安および過換気に対しては，持参薬の使用と呼吸コントロールで対応可能である．

長距離の移動と精神症状

飛行機・新幹線などで長距離を移動することは精神的健康にとってプラス面とマイナス面がある．たとえば温泉地への健康増進ツアー（4 泊 5 日，温泉入浴，古い町並みを楽しむ散歩，ヨガ，野山でのハイキング，神社仏閣参拝など）では，旅行後にはストレスを反映する血清コルチゾール値のほか，問診によるストレススコア，収縮期血圧，拡張期血圧が旅行前より下がった[1)]．その一方で時差，睡眠不足，疲労などによる悪影響も認められる[2)]．長距離移動に伴う精神的変調は古くから知られており，とくにエルサレム症候群が有名である[3)]（「Column 1」参照）．

米国の民間航空会社 5 社の統計では，航空機内で発生した救急医療の事例のうち精神疾患は 287 例 2.4%で，疾患カテゴリー別では 8 番目に多かった．このうち緊急着陸に至ったのは 16 例（精神疾患の 5.6%），病院に搬送されたのは 38 例，入院に至ったのは 17 例，死亡は 0 例であった[4)]．航空機内における遠隔医療サービスを行っている MedAir 社（米国アリゾナ州フェニックス）の統計によれば航空機内で発症する精神疾患は全体の 3.5%であった．このうち 90%は不安を主訴とし，4%は幻覚妄想，精神運動興奮などの精神病症状であった．また航空機内からのコンサルトはフライトの後半に生じることが多く，6%が緊急着陸となった．緊急着陸した症例は精神病，注意欠陥・多動性障害，不安障害であった．このうち前二者が着陸先で入院となった[5]．

精神症状のために成田空港経由で成田赤十字病院を受診した日本人海外旅行者の精神障害に関する研究データでは，精神病症状が圧倒的に多くなっていた．病名としては統合失調症47%，反応性精神病(ストレス等に反応して精神病症状が生じる疾患)24%，気分障害12%，薬物性精神病8%となっており，精神症状は幻覚妄想51%，急性錯乱29%，昏迷8%，躁6%であった．治療歴については通院中22%，治療中断33%，治療歴なし44%であった[6]．降機後も事例化する中等症以上の精神症状は無治療が最も多いものの，もともと精神疾患を持っていた患者の治療中断が33%あり，飛行機・新幹線内であっても病歴聴取が有用な情報収集手段となりうる．

航空機・新幹線での対応

長距離移動の乗り物の中で精神疾患の発症・増悪に遭遇した場合，かならず確認すべきことは**通院歴**，**持参薬の有無**である．旅行，出張などで航空機・新幹線を利用する精神科通院中の乗客は，処方薬を持参しているのが普通である．また精神科通院を中断していても，通院時に処方された薬を持っていることがある．とくに症状が不安定な場合，頓服薬が処方されていることも多く，利用を考慮する．初発の場合は精神症状をきたす身体疾患の可能性も念頭におき，可能な範囲でバイタルサインなどの身体所見をとることが望ましい．精神疾患罹患者はたとえ家族であっても通院歴を隠していること

Column 1

エルサレム症候群

キリスト教，ユダヤ教，イスラム教の聖地であるイスラエルの都市エルサレムを訪問した巡礼者，旅行者に生じることがある精神症候群である．幻覚妄想，興奮，解離，強迫，不安など個々人によって異なる多彩な精神症状がみられる．本症候群は信仰する宗教，人種を問わず発症するとされている．発症に関与するのはもともとの精神疾患罹患，精神疾患の既往，厳かな宗教的雰囲気，多数の人や異文化との接触，などがあげられている．ただし旅行に伴う精神的変調はロンドンやパリなど他都市でもみられ，訪問に伴う時差や長距離移動そのものに対するストレスなども発症に関与している可能性がある．

があるため，対応時に考慮するとよい．

1．処方されている頓服薬の取り扱い

精神科領域において処方されることが多いのは抗不安薬，抗うつ薬，抗精神病薬，睡眠薬，抗てんかん薬である．このうち使用にあたって注意が必要なのは**睡眠薬**と抗精神病薬の**リスペリドン水液**である．睡眠薬の場合，頓服薬の服薬により到着時に覚醒しない場合も予想されるため，服薬する前に普段の効果と到着するまでの時間を考慮することが望ましい．不安が強い患者の場合，搭乗前後に服薬してしまうこともある．また気分障害，不安障害，精神病性障害などで頓用にて幅広く使用されるリスペリドン水液については，呼吸抑制に注意を払う必要がある[7]．本副作用の出現は個人差が大きく，容量上限(12 mg)を一気に飲んでもまったく副作用がでないケースから，4 mg 程度の服薬にて呼吸が抑制されアンビューバッグなどによる換気補助が必要なケースまで，幅広い反応のばらつきがある．不安が強い場合，自己判断で指示量を上回る量を服薬していることがあるため，担当医より指示された量を守っているか確認することも大切である(「Column 2」参照)．

2．不安に対する対応

飛行機・新幹線内で最も多く遭遇すると思われる不安障害のなかでとくに

Column 2

海外渡航と向精神薬

渡航医学・旅行医学の分野において，向精神薬について医療従事者が知っておかなければならないことは，日本では所持・使用が合法であっても，国によっては違法となる薬があるということである．多くの場合は診断書があれば外国に持ち込めるが，たとえば米国では睡眠薬のフルニトラゼパム(商品名サイレース，ロヒプノールなど)は持ち込み禁止となっている．しかしながら海外渡航の前に診断書の発行を求める患者ばかりでなく，所持している薬が訪問国では違法になる可能性を知らずに持ち出して使用する事例も珍しくない．乗り物の中で診断書を発行することは困難であるため，受け持ち患者等が海外渡航をする話をした際には，診断書の必要性を説明し，薬の名称を記載した診断書を発行しておけば渡航先でのトラブル防止につながる．

対応が必要なのがパニック発作と過換気症候群と思われる．この両者に対する救急対応は共通していることが多い．迅速かつ効果的な方法は**頓服薬の服薬**と**呼吸コントロール**である．頓服薬を持参している場合，頓服薬を服薬させたうえで必要に応じて呼吸コントロールを行い，頓服薬がない場合は呼吸コントロールを行う．

呼吸コントロール法には複数の方法があるが，ゆっくりと呼吸をして不安を鎮めるという点においては共通している．乗り物の中では精神科，心療内科ではない医師や，同科の勤務経験がない看護師などが対応することも考慮すると，シンプルな方法が望ましい．たとえば4秒間息を吸って6秒間息を吐く，この繰返しが実行しやすい．最初に対象者に「不安(あるいは過換気)を鎮めるために4秒で息を吸って，6秒で吐く」ことを伝え，呼吸の指示を出す．具体的には「吸って，2，3，4，吐いて，2，3，4，5，6」のように行う．最初は不安・パニックが強いので支援者が秒数を数えながら指示を出すことが大切である．不安が収まってきたら，「そのままゆっくり呼吸を続ける」ように指示を出すことで落ち着いた状態を維持できる．

過換気症候群に対して行われることがあるペーパーバッグ法は，血中内の酸素濃度を下げるリスクがあるため，医療機関外，とくに空気中の酸素分圧が下がっている航空機内ではしないほうがよい[8](「Column 3」参照)．

Column 3

過換気症候群とペーパーバッグ法

過換気症候群は緊張，不安などの精神的不調，打撲などの痛み，運動を契機に発症することがある，過呼吸に伴う病態である．過換気に伴う血中二酸化炭素濃度の低下に伴い呼吸中枢を介して呼吸抑制が起こり，呼吸困難の自覚が生じ，かえって過換気が増悪する．加えて血管の収縮が生じ，手足のしびれ感が生じる．また呼吸性アルカローシスにより血中タンパク質と結合していた水素イオンが遊離して，そこにカルシウムイオンが結合して血中カルシウム濃度が低下した結果，手の硬直(助産師の手)が認められることもある．治療としては，呼吸を止める，あるいは本文に記載した方法などでゆっくりと呼吸をすることである．

3. 遠隔医療サービス利用，緊急着陸，緊急停車について

飛行機・新幹線で急病人に遭遇した場合，専門外あるいは経験の少ない病態に対応しなければならないこともある．航空会社によっては，症状にかかわらず遠隔医療サービスの利用が可能である．

緊急着陸，臨時停車を判断するのは航空会社，鉄道会社である．精神科領域において，長距離の運航や運行継続が困難な場合は，一見落ち着いて見えるうつ状態や昏迷状態を除いたほぼ非自発的入院に匹敵する事例と思われる．非自発的入院の目安は，「精神障害のために判断能力が著しく低下した病態にあり（精神病状態，重症の躁状態またはうつ状態，せん妄状態など），この病態のために，社会生活上，自他に不利益となる事態が生じていること」である[9]．簡易な表現を使うと，「**精神症状のために日常生活が破綻している状態**」となる．

症例提示

最後に，精神症状のため緊急着陸に至った1例と，精神症状が不安定なまま航空機に搭乗したものの緊急着陸に至らなかった1例（いずれも自験例）について背景を変えて提示するので参考にしていただきたい．

症例1：30歳代女性

統合失調症で数年間加療されていたが，しばしば怠薬し精神症状は不安定であった．X年某日，海外支社赴任中の友人に会いに長距離国際線の航空機に搭乗した．航空機が日本領海を出た頃より不穏，興奮がみられ，突如として大声を出したり，通路を落ち着きなく歩き回ったりするようになった．機長の判断にて通過中の他国に緊急着陸をして，そのまま現地の病院に入院した．約1カ月後に退院し，家族，医療支援サービス会社の医師とともに帰国して引き続き医療保護入院となった．

症例2：20歳代男性

統合失調症で数年間加療されており，精神症状は安定していた．X年Y月10日母親らと近隣国に出かけた．到着当日，処方されていた抗精神病薬が切れ，Y月11日より亜昏迷状態となり口を利かず不眠となった．Y月27日同行者と飛行機にて帰国したが，帰国後に飲食をまったくしなくなったため医療保護入院となった．

文献

1）前田豊樹・他．日本温泉気候物理医学会雑誌 2019；82：70-7.
2）Weingarten JA, Collop NA. Chest 2013；144：1394-401.
3）Bar-el Y et al. Br J Psychiatry 2000；176：86-90.
4）Peterson DC et al. N Engl J Med 2013；368：2075-83.
5）Matsumoto K, Goebert D. Aviat Space Environ Med 2001；72：919-23.
6）佐藤茂樹．臨床精神医学 1999；28：491-6.
7）Rassam S, Srinivasa R. Am J Emerg Med 2002；20：570.
8）日本呼吸器学会．呼吸器の病気 I-04 過換気症候群．（https://www.jrs.or.jp/modules/citizen/index.php?content_id=41）
9）日本精神科救急学会．精神科救急ガイドライン 2015 年版．2015.

* * *

産婦人科疾患

山本祐華（順天堂大学医学部産婦人科）

Point

- 産婦人科関係のドクターコールは全体の8%ほどであるが，そのうちの約33%が切迫早産に関するものであり，搭乗中に分娩となるケースはわずかではある．
- 妊娠の時期によって，注意しなければいけない症状や合併症が異なってくる．
- 妊娠中の遠方への外出には，治療費の問題も含むさまざまなリスクがあるため，医師の立場から積極的に勧めることはない．

赤ちゃんが生まれる前の妊娠中に旅行に行きたいと思う妊婦は多く，新幹線での移動や飛行機への搭乗の可否はよく質問される．あるいは妊婦自身がまだ仕事を続けていて，出張で飛行機に乗らなければならないというシチュエーションや，実家への帰省に飛行機を利用するという話もよく耳にする．基本的には合併症のない妊婦は本来健康な女性ではあるものの，妊娠中の遠方への外出にはさまざまなリスクがあり，注意が必要であるため，医師の立場から積極的に勧めることはない．

2014年には，ハワイ旅行に行っていた妊娠6カ月のカナダ人女性が現地で緊急出産したことで1億円超えの請求を受けたというニュースがネットで話題になった．大病院へのヘリ搬送，2カ月にわたる赤ちゃんの入院を合わせた費用は95万ドルで，保険会社のカバーを受けられず，自己破産を検討していると報道された．海外で思わぬ事態が起こることは十分にあり，安定しているといっても妊娠中の海外旅行には未知のリスクが含まれている．

フライト自体の妊娠への影響

飛行機は7,000～13,000 mもの上空を走行し，気圧の変化が著明であるが，今のところ胎児への直接的な悪影響は知られていない．また機内の環境が胎児に低酸素状態をきたすことはないとされている．そのため，妊娠中に飛行機に乗ること自体は禁止されることではない．

妊娠期間と留意する症状

妊娠特有の体調の変化と生理的変化により，通常とは違う状態であるという理解は必要となる．妊娠の時期によって気をつけなければいけない症状や疾患がある．妊娠初期は流産が起こりやすい時期であるため，出血や腹痛に留意する．もともと同症状がある患者には遠方への外出を勧めるべきではない．まだ子宮内への胎囊が確認されない状態の妊娠初期や生理不順がある（妊娠の可能性のある年齢の）患者が**性器出血**や**激しい腹痛**を訴えた場合には，異所性妊娠を念頭においてバイタルサインを確認し，できるだけ早期に救急医療機関への搬送を検討する．妊娠初期は妊娠悪阻をきたしやすい時期であり，乗り物酔いや体調不良を起こしやすい時期であるため，無理のない計画を励行する．

妊娠 14 週以降から妊娠 28 週未満は 2nd trimester といい，妊娠において最も安定した期間といわれている．外出を計画するには最適な時期といえるが，妊娠経過において切迫早産のリスク，胎児発育不全，妊娠高血圧症候群（血圧上昇，タンパク尿），前置胎盤などの産科合併症を指摘されている場合には安定期であっても搭乗を控える指導が重要である．

妊娠 28 週以降は 3rd trimester といい，妊娠後期に該当する．先に述べた合併症を罹患する確率も上昇してくるため，常に分娩を意識した行動が要求される．子宮収縮の自覚も増大してくるため，突然の陣痛発来や破水が起こる可能性も十分にある．持続的な腹痛や軽快しない胃痛は常位胎盤早期剝離の可能性もあり，できるだけ早期に高次医療機関への搬送が必要となる．また増大している子宮の圧迫による**静脈血流うっ滞**に加えて，同じ姿勢を保持することによって生じる**血栓症エコノミークラス症候群発症**のリスクが増大するため，突然の呼吸苦や胸痛などの症状には注意する．

搭乗によるリスクと対応

飛行機は移動時間を短縮することができるものの，飛行機特有の合併症も懸念される．2010 年の review では飛行機での旅行妊婦において 37 週未満の早産となるリスクが高く（OR＝1.44），流産のリスクが高かった（OR＝1.62）

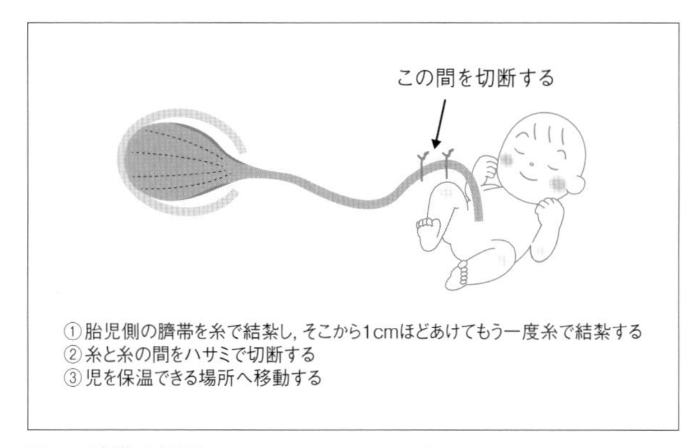

図 1　臍帯の処理

としている[1]．ただ NICU 入院率や 10%tile 以下の出生体重の確率は上昇していなかったため，実際の臨床的リスクの高さは再検討の余地があるとしている．飛行中の出産についての文献的報告にはばらつきがあり，2012 年西オーストラリアの 2 年間の検討では 0 件[2]，2015 年カナダ・オンタリオ州からの 5 年間の検討では 11 件[3]，2016 年の北オーストラリアのケーススタディでは 4 件の症例報告[4]をしている．そのケーススタディで検討されていた内容になるが，搭乗中のドクターコールのうち，産婦人科疾患の占める割合は約 8%で，そのうち**切迫早産**に関するものは約 33%であった．実際に分娩に至ったものは 0.01%であった．

国やその体制により対応は異なるものの，搭乗中という限られた環境であるため，できることは限られている．出血時には補液による**循環血漿量の確保→胎児循環血液量の維持**，切迫早産の症状出現時には入手可能であれば**子宮収縮抑制薬**（β 刺激薬や Ca ブロッカー）の内服，陣痛発来して分娩の進行を制御できなければ，**分娩介助**を行い，臍帯の処理を行い，出生した児の状態に応じてのケアが必要となる（**図 1**）．胎盤は自然に剥離してこなければ，そのままにして搬送してもよい．出血が増大してくるなどの剥離兆候が認められる場合には胎盤も娩出させ，そのうえで出血が増大してこないか評価する．生まれてきた児は羊水をよく拭き取り（とくに頭は冷えやすいのでしっかり拭く），乾燥したタオルなどに包んで保温をする．呼吸が安定しない場合には背中や足底を刺激してしっかり啼泣を促すことで肺を広げる．それでもチアノーゼが改善しないようであれば，酸素の使用を検討する．

診断書 MEDICALINFORMATION FORM（MEDIF） 【お医者様記入用】

下記のすべてのチェックボックス☑ にご記入をお願いします。
また、航空機搭乗に際し症状などの必要な内容は詳細にご記入ください。
記載内容に不明な点があった場合には、当社または専門の医療機関より確認させていただくことがございます。

旅客（患者）情報				
フリガナ			年齢	歳
お名前			性別	□ 男性 □ 女性
診断（病名）				
症状など詳細	＊お医者様以外の人でも判る病名・症状をご記入ください。			
症状の始まった日（手術を行った日）	年　月　日	妊婦の方（出産予定日）	年　月　日	

	診断内容		
1	航空旅行の適否は？ ＊旅程がおからだに及ぼす影響も考慮し判断してください。	□ 適 □ 否	→ 復路便の適否は？（往復旅程の場合）□ 適 復路搭乗日［　月　日］□ 否
2	[illegible]	□ はい □ いいえ	→ [illegible] □ なし □ あり
3	離着陸時、必要時（ベルトサイン点灯時）に背もたれを立てたままの状態で着席できますか？	□ はい □ いいえ	→「いいえ」の場合、ストレッチャー手配が必要ですか？ □ 必要 □ 不要 ＊ストレッチャー手配につきましては、別途搭乗便の調整・料金が必要となります。
4	付添者（医師・看護師または医師が認めた者）の同伴なしで搭乗が可能ですか？（※）	□ 付添者なしで搭乗が可能 □ 医師または看護師の付添いが必要 □ 医師が認めた者の付添いが必要	付添者名［　］
5	機内で酸素吸入を必要としますか？	□ 必要 □ 不要	→「必要」の場合、常時吸入か・酸素量をご記入ください。 常時吸入 □ はい □ いいえ 酸素量（ℓ/分）　ℓ/分
6	機内で人工呼吸器などの医療機器を使用しますか？ ＊医療機器設置のための座席確保には、別途料金をお支払いいただきます。	□ はい □ いいえ	→「はい」の場合、機内使用が可能な機器かの確認をいたしますので、詳細をご記入ください。 機器名 メーカー 製品名・型番 バッテリー／サイズ
7	機内で薬品などを用いた医療行為を行いますか？	□ はい □ いいえ	→「はい」の場合、内容をご記入ください。
8	所見／細述（搭乗や機内サービス上留意すべき点があればご記入ください）		

上記のとおり診断し、患者様の搭乗に際し、航空会社が必要とする情報を患者様の同意のもと提供いたします。

お医者様情報			
フリガナ			発行年月日
お名前（自署）			年　月　日
医療機関名		専門科	
電話番号（内線）		緊急時の連絡先	

（※）客室乗務員は、応急処置の訓練を受けていますが、注射、薬物の投与、医療用酸素ボンベの操作などの医療行為を行うことは許されておりません。また、保安業務や他のお客様への機内サービスのため、特定のお客様に常時対応することはできませんので、ご了承ください。

ADD02-001-191001

図２　飛行機搭乗の際の診断書

診断書を必要とする搭乗

診断書などの手続きは各航空会社により規定の違いは多少あるものの，国内線は分娩予定日の 28 日前から**図 2** に示すような診断書を必要とし，分娩予定日の 7 日前から医師の同乗を要するとしている．国際線では診断書は同様の分娩予定日の 28 日前から，医師の同乗は分娩予定日の 14 日前から必要としている(**図 3**)．

原則診断書が必要となるような時期の搭乗を避けるように指導することが重要と考える．

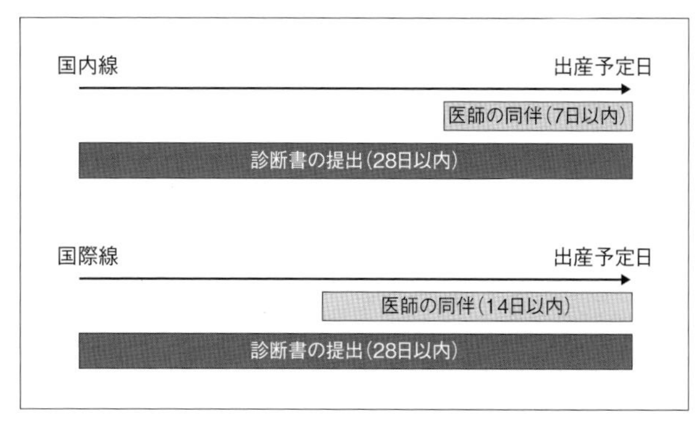

図3　診断書の提出と医師の同伴（日本の航空会社）

海外旅行での保険

ほとんどの海外旅行保険は妊娠，出産，早産，流産，死産などに関する費用は保障されていない．とくに妊娠22週以降，日本で加入できる保険会社はないといわれているため，海外の医療保険に入ることを検討せざるを得ないが，多胎や不妊治療による妊娠の場合には適用にならないこともあり，事前の調査が重要である．また旅行中に海外で治療を受けることになった場合，支払った費用の一部を日本で加入している公的な医療保険が払い戻してくれる「海外療養費制度」がある．これは海外で治療を受けた場合でも，国内で健康保険が適用される医療行為である場合にはいくらか払い戻される制度である．

文献

1） Magann EF et al. Air travel and pregnancy outcomes：a review of pregnancy regulations and outcomes for passengers, flight attendants, and aviators. Obstet Gynecol Surv 2010；65(6)：396-402.
2） Akl N et al. Aeromedical transfer of women at risk of preterm delivery in remote and rural Western Australia：why are there no births in flight? Aust N Z J Obstet Gynaecol 2012；52：327-333.
3） McCubbin K et al. Medical transfer of patients in preterm labor：treatment and tocolytics. Prehosp Emerg Care 2015；19：103-9.
4） Shipway T et al. A case review：in-flight births over a 4-year period in the northern territory, Australia. Air Med J 2016；35(5)：317-20.

小児が航空機に搭乗する際の留意点

サトウ菜保子（日本航空株式会社人財本部健康管理部）

Point

- 航空機の機内環境は，健康状態のよい小児の場合は通常大きな問題とならないが，発熱しているなど体調の悪い場合は機内で増悪する可能性を考慮し搭乗を控える．
- 航空機内での小児の救急症例は，発熱，意識障害，アレルギー症状が多く，てんかん，喘息，熱性痙攣，アレルギー疾患などの既往症を持っていた．発作が起きたときのための医薬品を機内に持ち込んでおくことが必要である．
- アレルギーのある小児の場合，事前にアレルギー対応食を予約することもできるが，保護者が選んだ食品を機内に持ち込むほうがよい．

国際民間航空機関（ICAO）は，2020年度の世界の旅客数は2019年より60%減少し，18億人と発表した．日本においても，2020年度の出国者数は前年比84.2%減の317万4,200人にとどまった．19歳以下の出国者数は年々増加傾向が続き，2019年度は205万人であったが，2020年度は成人以上に大幅な減少が予想される[1]．今後しばらく小児の搭乗者数が大幅に増加することはないと予想されるが，緊急時の搭乗に備えて本稿では航空機の機内環境と身体への影響，また機内救急症例から，小児の航空機搭乗に際する留意点を紹介する．

飛行中の機内環境と健康への影響（表1）

民間航空機の航行高度は約1万メートルであるが，機内は，空調システムにより「気圧」「温度・湿度」「換気」が調整され，地上に近い環境を保っている（機内環境：0.8気圧，温度23～24度，湿度10～20%程度）．客室内気圧は高度2,400 m（富士山5合目程度）に相当し，健康な小児には問題になることはない．

表1 航空機内の環境が健康に与える影響

機内環境	身体の変化	代表的な疾患
気圧の低下	低酸素，動脈血酸素飽和度の低下	循環器，呼吸器系疾患の悪化，低酸素症
気圧の変化	体内の空気の体積の変化	中耳炎，副鼻腔炎，腹痛，歯痛，頭痛
低湿度	乾燥	肌や粘膜(角膜・鼻腔・咽頭)の乾燥，脱水
揺れ	—	乗り物酔い，転倒による怪我
長時間の座位	血流のうっ滞，ストレス	深部静脈血栓症，心身の疲労，腰痛
密集した空間	—	感染症，パニック障害

1. 低酸素分圧

0.8気圧の機内では，酸素分圧も80%となり，動脈血酸素飽和度(SpO_2)の低下が生じるため，とくに新生児や循環器，呼吸器系の疾患，脳血管障害，高度の貧血がある小児の場合は注意が必要である．生後6カ月～14歳までの健康な小児80人の飛行中のSpO_2を測定した結果，飛行前98.5%から，飛行3時間で95.7%，7時間で94.4%まで減少したという報告がある．睡眠による影響もあるが，心肺機能に問題のある小児の飛行機の搭乗はリスクがある[2,3]．British Thoracic Society(BTS)のガイドラインでは，機内での酸素投与の必要性を検討するためにHypoxia-Challenge testing(HCT)を紹介している[4](**表2**)．貧血に関しては，直近のヘモグロビンが8.5 g/dL以上あることが望ましい．また早産児の場合は，無呼吸を起こすリスクが高いため，出産予定日から6カ月がすぎるまでは航空機に搭乗しないよう勧めている[5]．

2. 気圧変化

航空機の高度が上昇する際，機内の気圧が低下し，体腔内のガスの体積は膨張する．一方，降下の際は，機内の気圧は徐々に上がり，体腔内のガスの体積は縮小していく．この気圧の変化に伴い，中耳，副鼻腔，消化管，歯牙等で圧外傷を生じるリスクがある．

① 航空性中耳炎

高度変化による中耳腔内圧の調整が難しい場合，耳痛や耳閉感，聴力低下，耳鳴等を生じることがある．乳幼児は，耳管が短く太いため，泣きだせば自然と耳管が開き，調整できることが多い．

リスク：感冒や鼻炎など鼻粘膜が肥厚している場合やアデノイド肥大がある場合は発症しやすい．

予防：出発前に耳鼻科系の炎症を治療しておく．搭乗前や下降前に点鼻薬

表 2 乳幼児を対象とした Hypoxic challenge test (HCT)[4)]

乳幼児に鼻カニューレを装着し，保護者と一緒に Whole Body Plethysmograph (WBP) で実施する．測定値が安定するまで，ベースライン酸素飽和度 (SpO_2) を数分間モニターする． 次に，測定室内の空気を窒素で 15%酸素に希釈する．1 歳未満の乳児は SpO_2 が 85%未満，1 歳以上の児は SpO_2 が 90%未満に低下した場合は，航空機内での酸素投与が推奨される．必要な酸素流量は，鼻カニューレで酸素投与し，ベースライン SpO_2 まで戻る量が望ましい．通常 1～2 L/min である． WBP を利用できない場合，一方向バルブを組み込んだ密着型非再呼吸式フェイスマスクを使用し，高流量の 14%酸素を投与して実施するが，やや信頼性に劣る．

を使用する．また「おしゃぶりや哺乳瓶を吸わす」,「飲み物を飲ます」, 小学生以上であれば「ガムや飴を食べさせる」など，自然に顎を動かすことで耳管が開くように促すとよい．

② 航空性副鼻腔炎

副鼻腔炎を伴っている時は，圧外傷により症状が悪化する可能性がある．膿汁や粘液貯留，組織の腫脹などにより副鼻腔の内圧の調整が出来ない場合強い頭痛，顔面痛，歯痛などを生じることがある．

予防：鼻水を吸い取る．搭乗前に感冒や耳鼻科系の炎症を治療する．

③ 航空性腹痛

消化管内のガスが膨張し，腹部膨満感，腹痛を生じることがある．

予防：搭乗前や機内では炭酸入り飲料の摂取は控え，イモ類や肉類などの食事も控えめにするとよい．機内ではゆったりとした服装ですごし，げっぷやおならは我慢しない．

④ 航空性歯痛

齲歯の治療などで，歯牙と充填物との間に封入されたガスが膨張し，歯髄神経が刺激され発症する．また副鼻腔炎の症状を歯痛と感じることもある．

予防：航空機搭乗の計画がある場合は，齲歯の治療を早めに終了しておく．

⑤ 減圧症

小児もリゾート先でダイビングを体験する機会がある．ダイビング直後に航空機に搭乗すると，体内に溶解していた窒素ガス等が気泡化し過飽和状態となり減圧症を発症する可能性がある．

予防：ダイビング後はすくなくとも 24 時間，航空機の搭乗は避ける．

3. 低湿度

長時間の飛行では，機内湿度は10%以下となり，不感蒸泄量が増加し脱水になりやすい．また口渇・咽頭，鼻の粘膜，眼の乾燥を感じることもある．

予防：積極的に水分を摂取する．マスク着用，眼鏡を使用する（コンタクトレンズは外す）．

4. 振動による影響

飛行中は，常に小さな振動が発生しているので，乗り物酔い（空酔い）を起こすことがある．

予防：酔い止め薬を搭乗前に内服しておく．読書やゲームは避ける．座席は，比較的揺れが少ない飛行機の中央部を選ぶ．外傷予防のため，座席から立つ場合も保護者が同行することが大切である．

5. 長時間の着席

長時間，狭い座席に着席していることは，小児にもストレスであり，予測できない動きによりけがや火傷のリスクがある．

対策：小児の好きなおもちゃ・絵本・お菓子・DVD・パジャマ・安心できるものを機内に持ち込む．搭乗前に十分遊ばせ，機内ではゆっくり眠れる工夫をする（2021年5月現在，新型コロナウイルス感染予防のため，空港内のキッズスペースはクローズしている）．

座席は，比較的スペースのある壁の前の席やバシネットを予約する．「ひじ掛けの裏」「テーブルの収納口」「シートベルトの金具」などで指を挟まないよう注意する．保護者に提供された温かい飲料や食事で小児が火傷するケースもあるので，十分注意する．

6. 密集した空間

過去に麻疹，結核，SARS，新型コロナウイルスの感染や，機内換気システムが作動してない機内でのインフルエンザの集団感染が報告されている[6-13]．

最近，国際航空運送協会（IATA）は，メーカー各社の機体を使用し，数値流体力学（computational fluid dynamics：CFD）による検証を実施した．その結果，航空機の空気循環システム，HEPA（高効率粒子状空気）フィルター，座席の背もたれによる自然な障壁，天井から床へ流れる空気，短時間での空

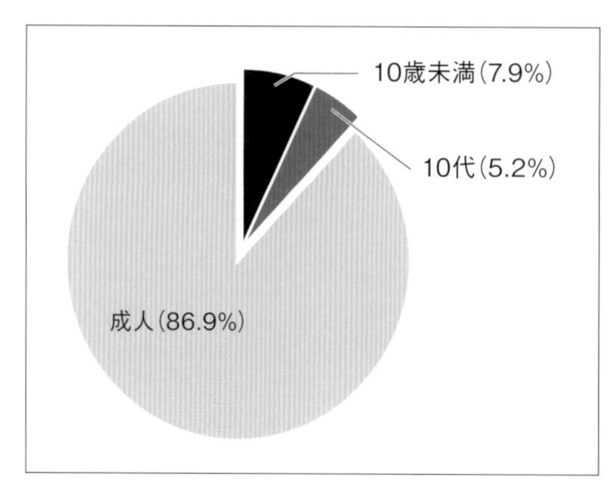

図1　機内救急症例（n=3309）

気の入れ替え（2～3分毎）により，機内での感染リスクを効果的に減少させていること，また構造的要因に加え機内でのマスク着用など感染防止策が強化されたため，感染者の近くの座席でも，他のほとんどの屋内環境と比較し，安全であることが確認できたと発表している[14]．

機内ではマスク着用が義務づけられている．幼児以上であればマスクを着用し，こまめな手洗いを励行する．また密集した空間の中でパニック障害の発作が起こるケースがある．不安があれば，ドア付近の空間のある座席などを事前に予約しておくとよい．

航空機内の小児（20歳未満）の救急症例（図1）

2015年4月から2020年3月の6年間，日本航空の機内で発生した救急症例3,309件中，小児症例は432件で全症例の13.1%であった．過去の報告では，小児の救急症例は全症例数のおおむね10%であるが，若干多い傾向にあった[5,15]．

小児症例のドクターコールは27.1%で実施されていた．客室乗務員が作成した傷病発生記録の分析では，小児救急症例に多かった症状は，**発熱**，**意識障害**，**消化器症状**，**アレルギー症状**，**呼吸困難**であった．熱性痙攣は意識障害の1/3を占めていた．パニック障害や不安障害の発作も散見された．また感染症と診断された小児が搭乗しているケースもあったが，離陸前に降機をしていた．既往症，基礎疾患のあった症例は，小児症例の約10%に相当し

表3 小児救急症例で使用された機内医療品・医薬品(件数)

ドクターズキット	ジアゼパム注射液	3
	生理食塩水	3
	糖液	1
	アドレナリン注	1
蘇生キット	パルスオキシメータ	65
	電子血圧計	53
	聴診器	20
	バッグバルブマスク	2
	酸素ボトル	64
	AED	2
メディシンキット(救急箱)	体温計	112
	冷却パック	37
	冷却ジェル・シート	47
	小児用解熱鎮痛薬(市販薬)	11
	解熱鎮痛薬(市販薬)	6
	ブチルスコポラミン臭化物錠(市販薬)	3
	止瀉薬(市販薬)	2
	かゆみ止め外用薬(市販薬)	3

た．その内訳は，アレルギーが1/3を占め，てんかん，喘息，熱性痙攣，脳疾患，神経・筋疾患などであった．なお乳幼児の場合は，症状を自分で説明できないため，正確な把握が難しい．小児救急症例の約65%が既往症，基礎疾患と関連しているとの報告もある[5]．心肺蘇生(CPR)実施は5件，AEDの使用は2件(除細動適応なし)であった．

機内に搭載されている医療機器，医薬品の使用件数を**表3**に示す．

ドクターズキット：医師または医師の指示を受けた看護職のみ使用可能．

蘇生キット：医療従事者および客室乗務員が使用可能．

メディシンキット：救急箱に相当，乗客自ら選択して使用可能．

1．機内症例から学ぶ小児の搭乗に関する留意点

① いつもと体調が違う，元気がない，発熱している場合は，搭乗を見合わせる．

② 感染させうる状態(新型コロナウイルス，インフルエンザ，ノロウイルス，赤痢，麻疹，水疱瘡など)と診断されている場合は搭乗しない．

③ アレルギーがある場合は，事前に航空会社に知らせておく．国際線は事前にアレルギー対応食の予約が可能であるが，保護者があらかじめ食

事を用意することを推奨する.

④ 基礎疾患がある場合は，常用薬により体調をコントロールしておくことに加え，悪化に備えた薬も準備する．痙攣の頓用薬，抗アレルギー薬，アドレナリン自己注射，喘息発作の薬剤，インスリンなどはかならず機内に持ち込む.

⑤ パニック障害・不安障害などがある場合，搭乗の可否，発作時の対応について主治医にかならず確認し，発作用の医薬品を機内に持ち込む．また搭乗前の過労，睡眠不足，ストレスの軽減に努める.

⑥ 機内の座席ではけがや火傷，キャンディなどの誤嚥，バシネットや保護者の膝上からの転落にも十分注意する[16].

Column

発達障害のある小児向けの航空会社の取り組み

発達障害のある小児は，空港での行列，飛行機の匂い，客室の閉塞感，密集した座席，離発着時の大きな音等の慣れない環境が航空旅行のハードルとなっている．これらの不安を軽減できるよう，航空会社は，搭乗までの手続き，機内での約束事を学べる空港体験プログラムを開催している（**「JAL 空港体験プログラム」** https://www.jal.co.jp/jalpri/program/）.

また飛行機での旅行がはじめてのお客様や，不安のあるお客様，不慣れなお客様に安心して利用いただけるよう，JAL オリジナルパンフレット **「スカイちゃれんじ」**（図 2）をホームページに掲載している．写真とイラストでわかりやすく解説しているので，ぜひご活用いただきたい（今後内容改定の可能性がある）.

また羽田空港や成田空港には，発達障害の特性がある方が気持ちを落ち着かせることができる **「カームダウン・クールダウン」** スペースが設置されている.

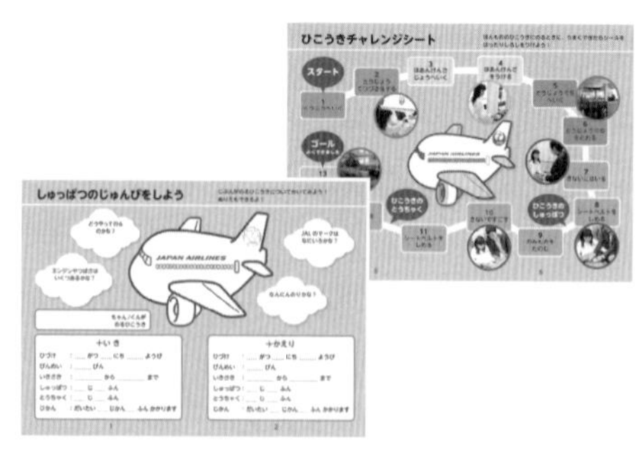

図 2 JAL オリジナルパンフレット「スカイちゃれんじ」

⑦ 海外に渡航する場合は，英文診断書を携行する．
⑧ 疾患のある小児の支援経験が豊富な航空会社を選ぶ．

2．感染症予防の観点から

① 乳児以外はマスクを着用，手洗いの励行，アルコール消毒を実施する．
② 乳幼児はさまざまなものに触れるため，テーブル，ひじ掛け，座席テレビ画面やコントローラーなどをアルコールシートで清拭することをお勧めする．
③ ブランケットの貸出しサービスを一時中止していることもあり，保護者があらかじめ肌掛けなどを用意しておくとよい．現在，空港スタッフ，客室乗務員は非接触型のサービスを取り入れている．保護者がトイレに行くときなど，客室乗務員が小児をあやすことも，原則として保護者が希望する場合のみとしている．

航空機の搭乗に適さないケースや疾患がある場合

1．疾患がある場合

航空会社より“搭乗可能”の診断書の提出を求められる場合があるので，事前に主治医に相談し，診断書の作成を依頼しておく．診断書は通常搭乗日を含め14日以内のものが有効である．搭乗に適さない状態は，国際保健機関(WHO)のInternational Travel and Healthや，IATA，米国航空宇宙医学会(AsMA)にも示されている．航空会社はそれぞれの基準を設けているので，利用する航空会社のホームページや問い合わせセンターで事前に確認する．

五類感染症のうち伝染する恐れのある感染症，および学校保健安全法で出席の停止が定められている感染症では，出席停止期間中は原則として航空機には搭乗できない(**表4**)．風疹，水痘，流行性結膜炎，急性出血性結膜炎，結核，髄膜炎菌性髄膜炎は学校保健安全法で具体的な日数が定められていないが，発症後10日以内の場合は原則的に搭乗できない．発症後11日を経過している場合，診断書は不要となる．

2．医療機器の使用が必要な場合

空港や機内で医療用酸素ボトル，吸入器，保育器などの医療機器を使用する場合，保護者と主治医が所定のフォーム(Medical Information Form：MEDIF)に記入し，航空会社に照会が必要となる．

表４ 学校保健法による感染症と出席停止期間の基準(搭乗できない基準)

病名	診断書の対象期間
インフルエンザ	発症した後５日を経過し，かつ解熱した後２日(幼児は３日)を経過するまで
百日咳	特有の咳が消失するまでまたは５日間の適正な抗菌性物質製剤による治療が終了するまで
麻疹(はしか)	解熱した後３日を経過するまで
流行性耳下腺炎	耳下腺，顎下腺または舌下腺の腫脹が発現した後５日を経過し，かつ全身状態が良好になるまで
風疹	発疹が消失するまで
水痘	すべての発疹が痂皮化するまで
咽頭結膜炎	主要症状が消退した後２日を経過するまで
流行性角結膜炎	伝染のおそれがなくなったと医師が認めるまで
急性出血性結膜炎	伝染のおそれがなくなったと医師が認めるまで
結核	伝染のおそれがなくなったと医師が認めるまで
髄膜炎菌性髄膜炎	伝染のおそれがなくなったと医師が認めるまで

日本航空：JAL プライオリティ・ゲストセンター
TEL：0120-747-707(無料)，03-5460-3783(有料)
全日空：ANA おからだの不自由な方の相談デスク
TEL：0120-029-377(無料)，0570-029-377 または 03-6741-8900(有料)

おわりに

子供たちにとって，空の旅がわくわくした楽しい体験となるように，保護者と主治医による事前の準備と安全への配慮が必要になる．体調を優先した無理のない旅程を組んでいただきたい．

文献

1) 法務省 出入国在留管理庁．出入国管理統計統計表．(http://www.moj.go.jp/housei/toukei/toukei_ichiran_nyukan.html)(2020 年 4 月 15 日アクセス)
2) Lee AP et al. Commercial airline travel decreases oxygen saturation in children. Pediatr Emerg Care 2002；18：78-80.
3) Lang M et al. Air travel and children's health issues. Paediatr Child Health 2007；12：45-50.
4) Ahmedzai S et al. Managing passengers with stable respiratory disease planning air travel：British Thoracic Society recommendations. Thorax 2011；66：i1ei30.
5) Israëls J et al. Fitness to fly in the paediatric population, how to assess and advice.

Eur J Pediatr 2018；177：633-9.
6) Kenyon TA et al. Transmission of multidrug resistant Mycobacterium tuberculosis during a long airplane flight. N Engl J Med 1996；334：933-8.
7) Olsen SJ et al. Transmission of the sever acute respiratory syndrome on aircraft. N Engl J Med 2003；349：2416-22.
8) Nelson K et al. Measles transmission during air travel, United States, December 1, 2008-December 31, 2011. Travel Med Infect Dis 2013；11(2)：81-9.
9) Mangili A, Gendreau MA. Transmission of infectious diseases during commercial air travel. Lancet 2005；365：989-96.
10) Moser MR et al. An outbreak of influenza aboard a commercial airline. Am J Epidemiol 1979；110：1-6.
11) Hertzberg VS et al. Behaviors, movements, and transmission of droplet-mediated respiratory diseases during transcontinental airline flights. Proc Natl Acad Sci U S A 2018；115(14)：3623-7.
12) Choi EM et al. In-Flight Transmission of SARS-CoV-2. Emerg Infect Dis 2020；26(11)：2713-6.
13) Wang Z et al. Inflight transmission of COVID-19 based on experimental aerosol dispersion data. J Travel Med 2021；taab023.
14) IATA. Press Release No：81. Research Points to Low Risk for COVID-19 Transmission Inflight.(https://www.iata.org/en/pressroom/pr/2020-10-08-02/)(2020年4月15日アクセス)
15) 佐藤菜保子・他．航空機内における小児の救急症例の検討．日本渡航医学会学術集会プログラム・抄録集．2015；19：81.
16) Alves PM et al. In-flight injuries involving children on commercial airline flights. Pediatr Emerg Care 2019；35：687-91.

長時間フライトがもたらす身体への影響と対策：静脈血栓塞栓症（ロングフライト血栓症，エコノミークラス症候群）

榛沢和彦（新潟大学医歯学総合研究科先進血管病・塞栓症治療・予防講座）

Point

- 長時間フライトでは座席に座り続けることで静脈血がうっ滞し，さらに客室の気圧が下がることでヒラメ筋静脈が拡張して血栓が生じやすい．
- 一方，エコー検査による一般住民の深部静脈血栓（DVT）のリスク因子は70歳以上，虚血性心疾患・心臓病，高血圧，睡眠導入剤使用であり，東日本大震災被災者では下肢外傷，トイレを我慢，車中泊の多かった熊本地震被災者では70歳以上，下肢浮腫，下肢静脈瘤，睡眠導入剤使用であった．
- したがって長時間フライトではこれらの危険因子に注意して予防することが重要である．予防方法はフライト中の十分な水分補給，足の運動または下腿のマッサージ，弾性ストッキング・着圧ソックスの着用などがある．

長時間フライトでは静脈血栓塞栓症（venous thrombo-embolism：VTE）を発症しやすい環境となる．VTEとは深部静脈血栓症（deep venous thrombosis：DVT）と肺塞栓症を合わせた静脈系の血栓疾患群である．これら静脈系の血栓が生じる原因は血液うっ滞，易血栓性，血管内皮損傷（ウィルヒョーの三徴）である．長時間フライトでは意識して足を動かさないかぎり下腿の筋肉内静脈の血液は流れず血液うっ滞が生じる．航空機の客室は乾燥しており脱水状態になりやすい．さらに長時間フライトでは高度が高いため客室の気圧は低くなっており大気圧状態である静脈は拡張する．血管内皮は進展に

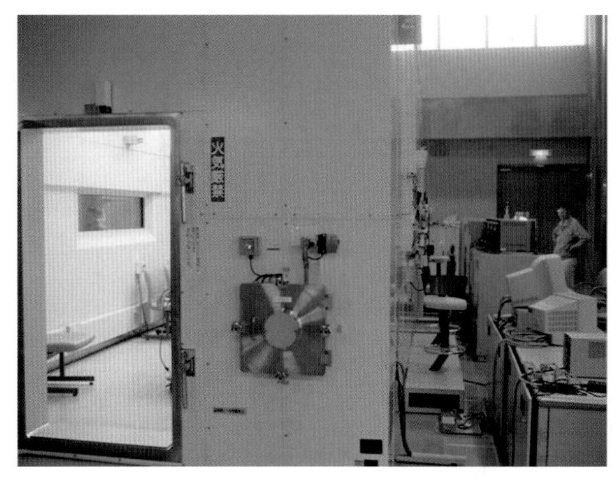

図1　減圧実験室(JAXA 筑波宇宙センター)

弱いことから拡張により損傷を起こしやすい．これらが重なることで下肢のDVTが発生する．次に減圧室での実験結果と長時間座位の実験結果を示し長時間フライトにおけるVTEの危険性について考える．

減圧室実験

JAXA 筑波宇宙センターの減圧実験室を借りて民間航空機で許容されている0.74気圧まで減圧し6時間後に大気圧に戻した(**図1**)．健常人7人に減圧室に入ってもらい，そのうち3人ではハイソックス型の弾性ストッキングを減圧前から着用してもらった(トイレ歩行は可能)．ポータブルエコーを減圧室の中に入れて下腿のヒラメ筋静脈の最大径を減圧前，減圧直後，減圧6時間後，大気圧に戻した直後に測定した．その結果，弾性ストッキングを着用しなかった4人の減圧前の左右ヒラメ筋静脈の最大径($n=8$)平均は7.1±1.1 mm，減圧直後で8.1±1.2 mmと有意に拡張し($p<0.05$)，減圧6時間後で8.4±0.89 mmとさらに拡張傾向であった($p=0.30$)．また，大気圧に戻した後では7.3±1.2 mmであった(**図2**)．一方，弾性ストッキング着用した3人(弾性ストッキング着用不備によりヒラメ筋静脈は4足分，$n=4$)では減圧直前，減圧6時間後，大気圧に戻した直後の左右ヒラメ筋静脈の最大径は，それぞれ6.6±2.5 mm，6.6±2.6 mm，6.8±3.0 mmで変化がなかった(**図2**)．高度2,400 m以上の飛行6時間以上ではヒラメ筋静脈が1.0 mm以上拡張する可能

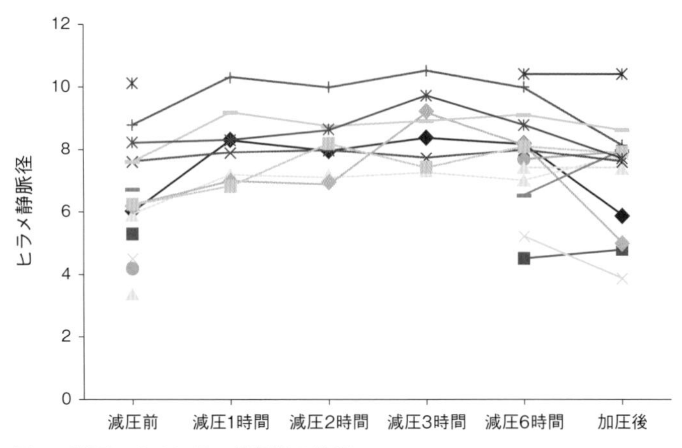

図 2　減圧によるヒラメ筋静脈の拡張

性が示唆された．また，ハイソックス型の弾性ストッキングを着用することでヒラメ筋静脈の拡張が予防できることも示唆された．

長時間座位実験

健常成人 6 人にインターネットカフェで座ったまま漫画，映画を 6 時間観てもらい(トイレ歩行は可能とした)，座位前後のヒラメ筋静脈最大径をポータブルエコー装置で測定した．その結果，座位前では平均 6.6±0.77 mm，座位後では平均 7.1±1.0 mm と，0.5 mm 大きくなる傾向を認めた($p=0.14$)(**図 3**)．

以上 2 つの実験から，長時間フライトでは減圧により地上での長時間座位姿勢よりも 2 倍以上ヒラメ筋静脈が拡張しやすいことが示唆された．一方，弾性ストッキングを搭乗時に着用することで長時間フライトによるヒラメ筋静脈の拡張を予防できることが示唆された．

それでは，ヒラメ筋静脈最大径はどれくらいの大きさで DVT 発症リスクがあるのであろうか．そこで次に地震後の車中泊による VTE，いわゆるエコノミークラス症候群が問題になった新潟県中越地震(以下，中越地震)被災者のエコー検査結果から考察する．

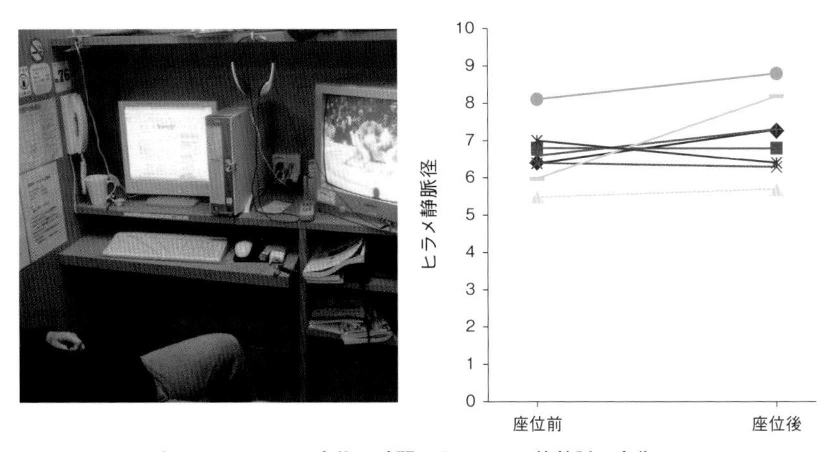

図3　インターネットカフェでの座位6時間によるヒラメ筋静脈の変化

表1　新潟県中越地震のエコノミークラス症候群(肺塞栓症のみ)

年齢/性別	車中泊	車種	乗車	発症日	予後	入眠剤	夜間トイレ
79歳/女性	14日	セダン	後部	11/7	生存		あり
76歳/女性	2日	セダン	後部	10/25	生存	あり	あり
75歳/女性	3日			10/31	生存		
71歳/女性	**1日以上**			**～11/2**	**死亡**		
67歳/女性	2日			10/25	生存		
64歳/女性	5日			10/28	生存		
64歳/女性	4日			10/27	生存		
60歳/女性	14日	セダン	後部	11/7	生存		あり
50歳/女性	**6日**	**軽自動車**		**10/29**	**死亡**	**あり**	**なし**
50歳/女性	**2日**			**10/25**	**死亡**		
48歳/女性	**5日**	**ワゴン**	**運転席**	**10/28**	**死亡**	**あり**	**なし**
47歳/女性	**5日**			**10/28**	**死亡**		**足が不自由**
46歳/女性	**2日**			**10/29**	**死亡**		
43歳/女性	**4日**	**軽自動車**	**後部**	**10/27**	**死亡**	**あり**	**なし**

考察

2004年に発生した中越地震では10万人が避難し，そのうち5万人が車中泊避難した．車中泊の日数は地域により異なるが平均5～7日で，なかには1カ月以上の被災者もいた．セダン型の車による車中泊は長時間フライトとほぼ同じ状況である．座席で座ったままで動かず一晩を明かすからである．

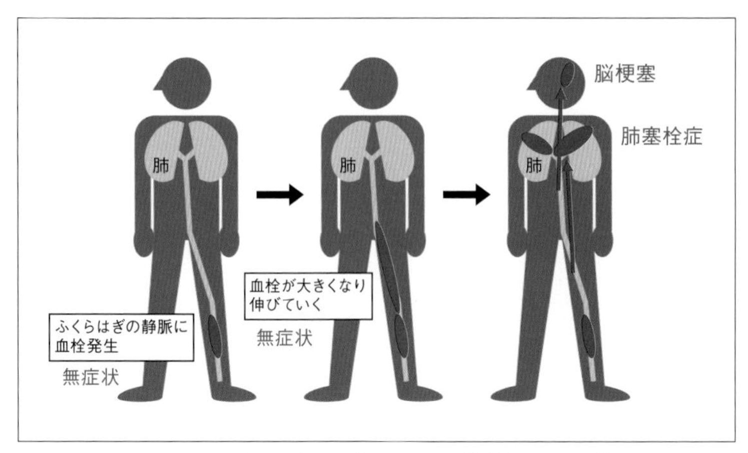

図4　エコノミークラス症候群(ロングフライト血栓症)の起こる様子

中越地震後の車中泊では14人が肺塞栓症を発症し7人が死亡している(**表1**). 発症, 死亡ともにすべて女性であり, 災害後の車中泊では女性で危険性が高いことがわかる. 熊本地震(2016年)での車中泊死亡も女性であった. 普通の日常生活環境とは違う災害後の車中泊なので長時間フライト環境とは異なるが, 日本人では航空機でのエコノミークラス症候群は女性で多く[1], 日本では女性の危険性が高いということは一致する可能性がある.

筆者らは地震発生8日目から小千谷市の車中泊避難者にエコー検査を行い, 下腿のDVTの有無とヒラメ筋静脈最大径を検査した. ここで, なぜ下腿DVTを検査したのかを説明したい. 欧米では致死的肺塞栓症の原因としてヒラメ筋静脈血栓を含む下腿DVTが少なくないことが知られていた. しかし, 日本では中越地震前年ごろに呂らが, 院外発症の致死的肺塞栓症の法医解剖例から, 日本人でもヒラメ筋静脈血栓によるものが少なくないことを報告したことからようやく認識が広まった[2].

現在考えられている院外発症の肺塞栓症の発症機序を**図4**に示す. 中越地震被災者は車中泊で肺塞栓症を発症していたことから, 下腿のヒラメ筋静脈に負担がかかり血栓ができたものと考えエコー検査を行った. また, 扇らは日本人においてヒラメ筋静脈最大径が7 mmを超えるとDVTを発症しやすいことを報告していた[3]. 中越地震直後のエコー検査の結果, 車中泊していた被災者($n=69$)のヒラメ筋静脈最大径は平均8.8 ± 2.5 mmで, 車中泊していない被災者($n=67$)の平均7.1±2.2 mmよりも有意に拡張していた($p<0.01$)[4]．さらにヒラメ筋静脈に血栓を認めたヒラメ筋静脈最大径は平均10.0±2.6 mm($n=22$)であった[4]．また，長岡市の循環器外来の被災者で測定されていたD-dimer値において，ヒラメ筋静脈最大径が8 mm以上では平均0.44 μg/mLで，8 mm未満のD-dimer値(平均0.29 μg/mL)よりも有意に高値であった[4]．これらのことから，ヒラメ筋静脈は8 mmを超えると血液凝固亢進を生じやすくなり，DVT発生の危険性が高くなるものと考えられた．

なお，中越地震1年後でも被災地で多数のDVTが見つかったことから対照地検査も行い，ヒラメ筋静脈最大径が9 mm以上，またはD-dimer値が2.0 μg/mLでDVTが有意に多く見つかったことから，「新潟県中越大震災被災地域住民に対する深部静脈血栓症(DVT)/肺塞栓症(PE)診断・治療ガイドライン」を新潟県，新潟県医師会と策定し，被災地ではヒラメ筋静脈最大径が9 mm以上で，かつD-dimer値が2.0 μg/mL以上では血栓がエコーで見つからなくても弾性ストッキング着用を含めた治療が必要であると定めた[5]．

以上のことから，長時間フライトを6時間以上行うとヒラメ筋静脈最大径は1 mm以上拡大し，さらに空港の待合室などで6時間以上座っていると0.5 mm拡張する可能性があり，**全体で8 mmを超えると血栓を生じやすくなり，9 mmを超えると血栓発生の危険が高くなると考えられた．**

長時間フライトにおけるVTEのリスク因子

次に，一般住民における下肢静脈エコー検査結果から長時間フライトにおけるVTEのリスク因子を考察する．筆者らは文部科学省科学研究費補助金で非地震地域一般住民のDVT陽性率検査を行った．神奈川県，栃木県などにおいて計1,479人の被験者を集めて下肢静脈エコー検査を行った．その結果64人(4.3%)に下腿DVTを認めたが，これは被験者に下肢痛や静脈瘤などの下肢の症状があって検査を希望した人が少なからず含まれていたことが影響していると考えられ，一般住民に検診を行った際の平均ではなく上限を示しているものと考えられた．またDVTの有意なリスク因子は70歳以上(オッズ比5.4)，ヒラメ筋静脈最大径9 mm(オッズ比2.2)，心臓病(オッズ比3.2)，虚血性心疾患(オッズ比6.6)，高血圧(オッズ比1.93)，睡眠導入剤使用(オッズ比2.39)，抗血小板剤使用(オッズ比3.0)であった(**表2**)[6]．このうち抗血小板剤がリスク因子となっていたことは虚血性心疾患でDVTが多かっ

表2 一般住民1,479人におけるDVTの有無とリスク因子

リスク因子	オッズ比	95%CI	p 値
年齢>70	5.41	3.07-9.52	<0.0000001
女性	1.63	0.90-2,93	0.1015
ヒラメ静脈径>9 mm	2.21	1.23-3.97	0.0067
下肢浮腫	1.17	0.69-1.96	0.5639
運動習慣	1	0.60-1.66	0.99
喫煙	0.47	0.11-1.98	0.2961
飲酒	0.59	0.33-1.04	0.0632
心臓病	3.17	1.90-5.28	<0.0000001
虚血性心疾患	6.62	3.14-14.0	<0.0000001
不整脈(AFを含む)	1.04	0.41-2.65	0.9336
糖尿病	1.15	0.49-2.73	0.7447
高血圧	1.93	1.17-3.21	0.0093
高脂血症	1.61	0.96-2.72	0.071
ワルファリン服用	1.96	0.82-4.7	0.125
抗血小板剤服用	3.01	1.431-6.32	0.0023
睡眠導入剤服用	2.39	1.27-4.51	0.0055
6カ月以内入院・手術	1.51	0.35-6.46	0.57

たことによるものであり，抗血小板剤はDVT予防にならないことを示していると考えられた．

一方，混み合った避難所でのVTEが多かった東日本大震災(2011)では，被災者の検査結果より，DVTのリスク因子として「下肢外傷」,「トイレを我慢すること」,「車中泊」を柴田らが報告している[7]．

また，車中泊避難者が多く，肺塞栓症による死亡もあった熊本地震では，「70歳以上」,「下肢浮腫」,「静脈瘤」,「睡眠導入剤」をリスク因子として佐藤らが報告している[8]．以上のことから，長時間フライトにおいて，70歳を超えている，虚血性心疾患を含む心臓病がある，高血圧がある，眠剤を服用している，足にケガをしている，静脈瘤がある，エコー検査でヒラメ筋静脈最大径が9 mmを超えている，などの患者においてはVTEに注意が必要である．

また，エコノミークラス症候群またはロングフライト血栓症では，VTEだけでなく脳梗塞も含まれることに注意が必要である．中越地震でのエコノミークラス症候群について，海外向け報道では疾患の説明として，足にでき

た血栓が心臓，肺，脳に流れて発症するものと説明されていた．DVTが原因の脳梗塞は奇異性脳塞栓症とよばれ，心房中隔の卵円孔開存(patent foramen ovale：PFO)による右左シャントがあるために生じる．PFOは胎児循環に必須であるが出生後に閉じる．しかし成人でも約10%にPFOが残存し，年齢が若いほど多い．したがって若年者が長時間フライトによりDVTが生じると肺塞栓のみならず脳梗塞を発症する危険性があると考えられる．以上より，エコノミークラス症候群(ロングフライト血栓症)では脳梗塞の症状が含まれることに注意が必要である．すなわち，意識障害，ふらつき，目眩，呂律不良(構語障害)，視野障害，麻痺などの症状でも疑うべきである．

VTEの予防

次に予防について考察する．VTEの予防方法はVirchowの3徴〔血流のうっ滞，過凝固状態(脱水)，血管内皮細胞障害〕の逆を行えばよい．すなわち，**①静脈血液循環をよくする**，**②脱水にならないようにする**，**③血管内皮損傷を回避する**，である．

①　静脈循環をよくするには動くことにより筋ポンプを働かせ，とくに歩いてヒラメ筋を動かすことが重要であり，ふくらはぎをマッサージすることも有効である．またハイソックス型の弾性ストッキングや着圧ソックスを着用することも有効である．

②　脱水にならないためには水分を十分摂ることが重要であるが，アルコール飲料は不可である．またトイレを我慢しない環境であることも重要である．たとえば窓際席などでは水分を制限している乗客は少なくない．フライト中にトイレを我慢することは厳に避けなければならず，そのためには隣の人にどいてもらわなくても通路に出られるよう，エコノミークラスでも座席前後のスペースを十分に空けるべきである．

③　血管内皮損傷を避けるためには血管拡張予防が重要で，そのためには長時間座り続けないこと，弾性ストッキングや圧着ソックスを着用することが有効である．

おわりに

エコノミークラス症候群は航空機のみならず，バス旅行，乗用車旅行でも発生しており，海外では列車旅行でも発生が報告されている．したがって，あらゆる旅行で危険性があることを認識する必要がある．

文献

1) 牧野俊郎・他．空の旅と肺塞栓症．Therapeutic Research 2009；30(5)：571.
2) 呂彩子・他．院外発症の肺動脈血栓塞栓症による突然死51例の病理形態学的検討．脈管学 2003；43(10)：627-32.
3) Ohgi S et al. Pulmonary embolism in patients with isolated soleal vein thrombosis. Angoplogy 1998;49(9):759-64.
4) 榛沢和彦・他．新潟中越地震災害医療報告：下肢静脈エコー診療結果．新潟医学会雑誌 2006；120(1)：14-20.
5) 布施一郎・他．新潟県中越大震災被災地住民に対する深部静脈血栓症(DVT)/肺塞栓症(PE)の診断，治療ガイドライン．新潟県医師会報 2006；675：2-12.
6) Hanzawa K et al. Frequency of below-the-knee deep vein thrombosis in Japanese residents:control study for residents in the area without earthquake. Int Angiol 2013;vol 32 suppl 1 to No 5:56.
7) Shibata M et al. Deep venous thrombosis among disaster shelter inhabitants following the March 2011 earthquake and tsunami in Japan:a descriptive study. Phlebology 2013;29:257-66.
8) Sato K et al. Risk factors and prevalence of deep vein thrombosis after the 2016 Kumamoto earthquakes. Circ J 2019;83:1342-8.

＊　＊　＊

航空会社による感染症対策——新型コロナウイルス感染症への対応

錦野義宗（日本航空株式会社）

Point

- 航空機内では長時間にわたって多人数で閉鎖空間を共有するため，さまざまな感染経路を考慮して，感染症対策を講じる必要がある．
- 感染症疑いのある人の搭乗制限や，乗務員を対象に感染症予防に関する教育・訓練を実施することなどが対策としてあげられる．
- 新型コロナウイルス感染症対策としては，空港と機内での除菌や換気の徹底のほか，PCR 検査にかかる費用や渡航先での医療費の一部を航空会社が負担するサービスが提供されている．

航空会社における感染症対策は，①**感染症疑いのある人への搭乗制限**，②**機内における二次感染予防**の２種類に大別できる．航空会社の立場から，それぞれの感染症対策と，新型コロナウイルス感染症への対応について述べる．

感染症疑いのある人への搭乗制限

機内での感染を防止するために，航空会社では，感染症疑いのある人は搭乗不可としている．航空旅行に適さない人として，「他のお客様に伝染するおそれのある感染症の方または感染症の疑いがある方はご搭乗いただけません．」とホームページ等で案内している．実際の運用としては，以下の場合の搭乗を制限している．

・五類感染症のうち航空機内にて他者に伝染する恐れのある感染症および類似症者

・学校保健安全法で出席の停止が定められている感染症（インフルエンザ，百日咳，麻疹，流行性耳下腺炎，風疹，水痘，咽頭結膜熱，結核，流行性角結膜炎，急性出血性結膜炎，髄膜炎菌性髄膜炎）のうち，学校保健安全法

表1 学校保健安全法による感染症と出席停止期間の基準

感染症	出席停止期間(診断書の対象期間)
インフルエンザ	発症した後5日を経過し，かつ解熱した後2日(幼児は3日)を経過するまで
百日咳	特有の咳が消失するまで，または5日間の適正な抗菌性物質製剤による治療が終了するまで
麻疹(はしか)	解熱した後3日を経過するまで
流行性耳鼻腺炎(おたふくかぜ)	耳下腺，顎下腺または舌下腺の腫脹が発現した後5日を経過し，かつ全身状態が良好になるまで
風疹(三日ばしか)	発疹が消失するまで
水痘(水ぼうそう)	すべての発疹が痂皮化するまで
咽頭結膜炎(プール熱)	主要症状が消退した後2日を経過するまで
流行性角結膜炎(はやり目)	伝染のおそれがなくなったと医師が認めるまで
急性出血性結膜炎(アポロ熱)	伝染のおそれがなくなったと医師が認めるまで
結核	伝染のおそれがなくなったと医師が認めるまで
髄膜炎菌性髄膜炎	伝染のおそれがなくなったと医師が認めるまで

による出席停止期間の基準(**表1**)を過ぎていない状態.

・風疹，水痘，流行性結膜炎，急性出血性結膜炎，結核，髄膜炎菌性髄膜炎は学校保健安全法で具体的な日数が定められていないが，発症後10日以内の場合.

ただし，診断書により搭乗の適性があると医師が判断した場合など，感染症疑いのある人でも搭乗が可能なケースもあり，事前申告をお願いしている.

機内における二次感染予防

航空機は狭い閉鎖空間であり，場合によっては長時間，そのような空間を多数のお客様や乗務員が共有する.特殊な環境下では，さまざまな感染経路を介して感染症が伝播する可能性を考え，対策を講じる必要がある.

以下に，飛沫感染，接触感染，経口感染経路を持つ感染症に対する対策として，客室乗務員への教育・訓練，機内搭載品，感染症と疑われる事例が発生した場合の機内での対応を紹介する.

1．感染症に対する客室乗務員に対する教育・訓練

日本は医学と保健衛生の進歩により水道水や食器，生野菜は清潔であるのが当たり前という時代になったが，不適切に食品を取り扱った結果，**食中毒**

表2 機内搭載の感染症対策用品[1)]

- 嘔吐凝固剤
- 殺菌性消毒剤
- 皮膚拭き取り用の布または紙
- 顔および目の防護マスク
- 使い捨て手袋
- ガウン(十分な長さの袖のある不浸透性のもので背面で紐を結び固定するもの)
- タオル(十分な大きさを有する吸収性の高いもの)
- ヘラおよびちりとり(嘔吐物等を削りとるために用いるもの)
- 嘔吐物等廃棄袋

がいまだに発生しているのも事実である．したがって，機内で食品を取り扱う乗務員は食中毒を発生させないための知識を身につけておく必要がある．

また，日本では伝染病による死亡や寄生虫の感染はきわめて稀であるが，就航先にはいまだにコレラ・赤痢・マラリアなどの感染症が蔓延している国がある．したがって，乗務員が外地に滞在中は感染症にかからないための知識も習得しておく必要がある．また自身の予防とともに大切なことは，感染症にかかった場合，他の人への感染を防ぐことである．すなわち，下痢・発熱などの症状が起こったらすぐに責任者に報告し，治療を受けることがきわめて大切である．最もしてはいけないことは，下痢や熱などの症状を隠すことであり，発病した場合，乗務員個人の問題だけでなく，お客様や社会に与える影響の大きさを重視するよう教育している．

・教育・訓練の内容

感染症への基本知識から，主な感染経路，感染予防の原則，機内で感染症と疑われる症状が発症した場合の対応法などについて，教育訓練を実施している．

機内食を提供する便もあるため，食中毒についての教育はとくに重点的に実施をしている．食中毒の原因，食中毒菌の増殖のメカニズム，食中毒の予防(手洗い，アルコールスプレー使用の慣行，ケータリングされた食物の衛生管理，トイレ清掃とお客様の吐物の処理についてなど)，お客様が食中毒になったときの対応などを細かく丁寧に教育している．

2．機内搭載感染症対策用品

機内に搭載している感染症対策用品については，国土交通省航空局の「最

《症状》	《処置》
(a) 消化器症状：下痢・嘔吐・発熱・腹痛等が出現した場合 (b) 発熱，発疹，耳下腺腫脹，水疱，結膜の充血，発熱を伴う咳などの症状がある場合 (c) 特殊なケース：SARS，新型インフルエンザ等 (d) その他：38℃以上の発熱を伴う意識障害，呼吸困難，異常出血等	＊当該旅客と他の旅客との接触を少なくするように配慮する．特に，高齢者，乳幼児，持病を有している旅客から離す． ＊トイレを当該旅客専用とする． ＊当該旅客に手洗い，除菌スプレーによる手指の消毒をさせる． ＊接触する乗務員を限定する．接触する乗務員は，手袋を着用する． ＊咳がある場合は，必ずマスクを着用する． ＊体液，排泄物，吐物に触れる場合は，必ず手袋およびマスクを着用する． ＊帰国後に必ず検疫に申告するように説明する．

《その他注意事項》

- 体液，排泄物，吐物を処理する際は，除菌スプレーを使用して消毒処理する．
- SARS，新型インフルエンザ等の感染症が疑われる場合には，旅客への感染症対策用マスクの配布を考慮する．
- 全乗務員は手洗いを励行する．特に病人に接したあとは，除菌スプレーによる消毒を必ず行う．
- 到着地検疫の指示に従う．
- 感染症の疑いがある場合，降機後消毒をする．

図1　感染症と疑われる事例が発生した時の処置

小限装備しなければならない感染症予防用具」[1)]に基づき，機内に搭載している（表2）．

3．機内で感染症と疑われる事例が発生した時の対応

機内で感染症と疑われる事例が発生したときの標準的な処置の一部を紹介する（図1）．

新型コロナウイルス感染症対策

新型コロナウイルス感染症（COVID-19）対策として，日本航空では以下の対応を実施している（2021年5月現在）．

1．空港等での対応

① 地上係員のマスク着用：お客様に安心してサービスを受けていただくため，当社が就航している空港の地上係員はマスクを着用している（※屋外業務のスタッフについては，熱中症防止のためマスクを外して作業を行う場合がある）．

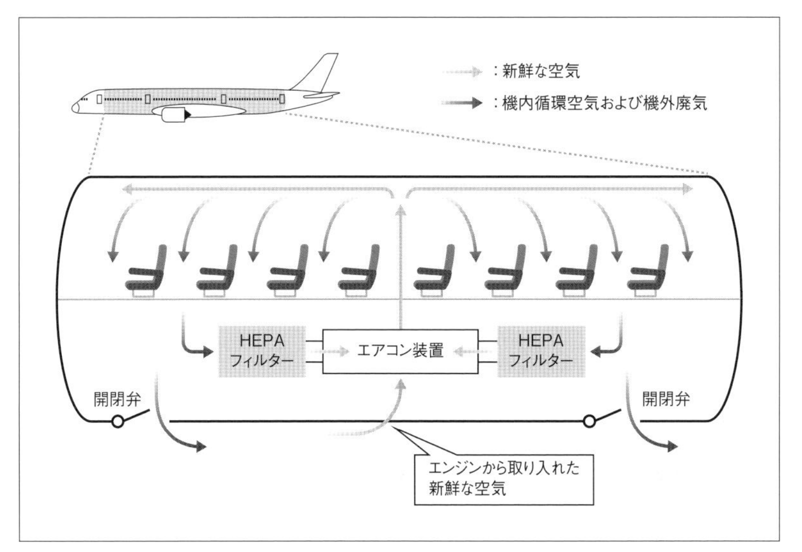

図2　航空機内における換気の仕組み[2)]

②　**受付に透明パーティションを設置**

③　**消毒液の配備**：カウンターや自動チェックイン機，保安検査場，ゲート，手荷物返却場などに手指用の消毒液を配備している．

④　**タッチレスセンサーの導入**：空港内の自動チェックイン機，自動手荷物預け機にタッチレスセンサーを取り付けることで，操作画面に直接触れることなく，搭乗手続きや手荷物タグの発行が可能となる．

⑤　**抗ウイルス・抗菌コーティングを実施**：空港のチェックインカウンター，自動手荷物預け機，自動チェックイン機，搭乗口カウンター，ステップ車，お客様が使用する保安検査場のトレイや，車いす，ベビーカーに，抗ウイルス・抗菌コーティングを実施している．なお，使用するコーティング剤は，抗菌製品技術協議会(SIAA)の定める抗ウイルス・抗菌性能と安全性が確認されている．

⑥　**ソーシャルディスタンス確保の案内設置**

⑦　**定期的な消毒清掃**：自動チェックイン機(KIOSK)やベビーカー，車いす，受付などの定期的な消毒清掃を実施している．

⑧　**お客様の人数を区切って機内にご案内**

飛行機を安心してご利用いただくための航空会社からお客さまへのお願い

新型コロナウイルス感染症をはじめとした感染症の拡大防止のため
また、お客さま同士のご不安の解消のため
空港・飛行機内において、マスク等、鼻と口を覆うものを
ご着用いただくようお願いいたします。

以下の内容に同意をいただけない場合は、飛行機へのご搭乗をお断りする場合があります。

■他のお客さまにご不安やご迷惑をおよぼすおそれがあるため、空港内、航空機内では飲食時を除き、常時マスクの着用をお願いいたします。（※乳幼児を含む小さなお子さまは除く）
※マスクの着用が難しい場合には、ハンカチ・バンダナ・スカーフ・フェイスシールド・マウスシールドの着用も可とします。
■地上係員や客室乗務員から指示があった場合は、必ずマスク等の着用をお願いいたします。
（マスク等の着用が難しい理由を係員と確認済みの場合は除く）
※業務の遂行を妨げ、またはその指示に従わない等の場合には、ご搭乗をお断りする場合があります。
（例：スタッフが事情を伺っても意図的な無視・沈黙がなされ、適切な対応を取ることができない場合、スタッフに対する暴力・暴言があった場合等）
■航空機の利用に際し、下記①・②・③などの健康上の理由および健康状態を確認させていただくことがあります。
①呼吸困難や呼吸による胸や背中の痛みを伴う場合
②かぶれ、腫れ、痛みなど、外的な刺激を伴う場合
③圧迫感、不安感、パニックに陥るなど、精神的な苦痛、感覚異常や神経過敏を伴う場合
※マスク着用が難しい場合は、地上係員や客室乗務員へお申し出ください。

図3　マスク等の着用に関するご案内（作成：定期航空協会）[3)]

2. 機内での対応

①　**客室内の抗ウイルス・抗菌コーティングを実施**：客室内に実施するコーティングは，触媒の作用によりその効果が長時間持続するもので，化粧室，座席やひじ掛け，収納棚，壁面といった直接手を触れる箇所を中心に実施．

②　**機材の消毒**：日本航空では国内での夜間整備において，テーブル，ひじかけ，座席テレビ画面やコントローラーなどの座席周り，トイレのドアノブや蛇口ハンドルなどお客様の手が触れる部分を，消毒剤を用いて清掃している（使用航空機の変更により実施できない場合がある）．

③　**客室乗務員のマスク・手袋の着用**：国内線・国際線の全路線で客室乗務員はマスクを着用する．加えて，お食事・お飲物のサービス時などに手袋・セーフティグラスを着用することとしている．また，化粧室清掃時にガウンを着用することとしている．

④　**機内の換気**：航空機内の空気は，常に機外から新しい空気を取り入れ機内で循環させ，その後機外へ排出することにより，おおむね2～3分ですべて入れ替わる仕組みになっている（**図2**）[2)]．また日本航空グループで運航す

るすべてのジェット機には，機内で循環する空気を清潔に保つための高性能空気フィルター[*1]を装備し，効果的な換気を実施している．

⑤ **トイレに手指消毒スプレー配備**

⑥ **客室乗務員による機内アナウンスの実施**：厚生労働省からの協力要請に基づき，咳，発熱などの症状がある，または疑いのあるお客様については，空港到着後，検疫官に申し出ていただくよう機内アナウンスを実施している．

⑦ **除菌シートの提供**：機内は定期的に清掃・消毒を行っているが，より安心して過ごしていただけるよう，ご要望に応じて除菌シートを提供している．

3. その他

自宅でできるPCR検査である「JAL国内線PCR検査サービス」や，国際線の利用者全員を対象に，渡航時の新型コロナウイルス感染症陽性判定時に医療費・検査費・隔離費用が補償される「JALコロナカバー」などのサービスを提供している(2021年6月30日までの期間限定)．

また，空港でのチェックイン機，自動手荷物預け機のタッチパネル非接触化を実施している．

4. お客様へのお願い

マスク等の着用については，定期航空協会より**図3**のような依頼を実施し，航空各社ホームページ等でお客様に対する周知を実施している．

文献

1) 国土交通省航空局長．救急の用に供する医薬品及び医療用具並びに感染症の予防に必要な用具について．平成12年1月28日 制定(空事第11号，空航第62号)平成30年8月2日 最終改正(国空航第365号)．
2) 日本航空．機内の空気循環について．(https://www.jal.co.jp/jp/ja/info/2020/other/200403/)
3) 定期航空協会．新型コロナウイルス感染拡大防止のための，お客様へのお願い(マスク等の着用について)．2020年9月18日．(http://teikokyo.gr.jp/pressrelease/532/#section-1)

---

*1 High-Efficiency Particulate Air(HEPA)フィルター：0.3 μmの粒子に対して99.97%以上捕集する性能を有しており，手術室などでも使用されている．

MEMO

新幹線での医療対応

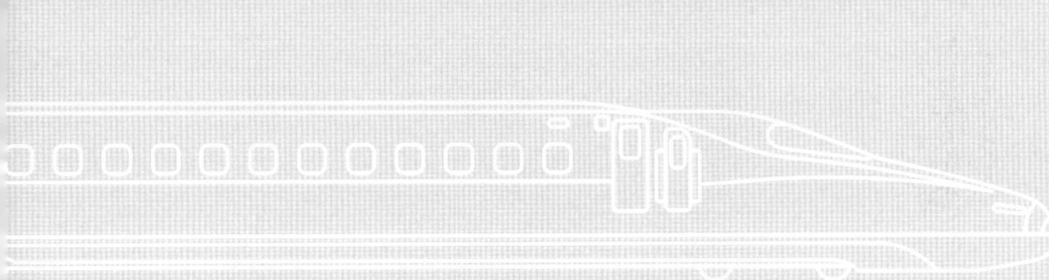

新幹線乗車時に起こりうる症状・疾病——新幹線頭痛を含めて

伊藤泰広（トヨタ記念病院脳神経内科）

Point

- 新幹線は高速走行時，とくにトンネル進入で生じる車内の気圧変化に対処するため，車体は気密構造で設計されている．またトンネル，高架橋，長い駅間距離などの鉄道施設や独自の列車運行制御システムなど，独立した“閉鎖システム”で構築され，通常の鉄道と異なるさまざまな特徴がある．
- 新幹線にはAEDのほか，簡易な診断器具，応急処置器具が搭載されている．疾病発生時は，疾病の重症度を判断し，医療機関受診が必要な際には最寄り駅へ停車し，近隣医療機関に連携して搬送することが原則である．
- 乗り物酔い，片頭痛，その他の頭痛など新幹線乗車により誘発されうる疾患がある．
- 万一の火災，傷害，事故，災害にも遭遇する可能性を想定し，乗客として，医療者として，冷静に対応することが望まれる．

新幹線の特徴——車両と鉄道施設

鉄道，とくに日本の鉄道は定時運行で，正確に目的地に到着できる点で世界でも最も優れている．自動車と比べ安全で，移動中のストレスも少ない．航空機と比べ大量輸送が可能で，社会経済活動に与える効果も大きく，省エネルギーからエコロジーの観点からも優れている[1]．日本の新幹線の成功は，世界に高速鉄道の優位性を認識させた．現在では国内はもとより，世界中で高速鉄道網の整備が進んでいる[2]．そのパイオニア的存在である東海道新幹線は1964年10月1日に開業し，以後半世紀以上にわたり，まさに日本の大動脈として戦後の経済成長を支えてきた.

本題に入る前に，まず高速鉄道，とくに新幹線の特徴を車両と鉄道施設の面から押さえたい.

新幹線は高速走行で目的地に短時間で到着する．開業当初の最高速度は210 km/hだったが新技術の開発導入で高速化が進み，現在，東海・山陽新幹線の最高速度は285・300 km/h，東北新幹線で320 km/hである[3)]．これは航空機の離着陸時の速度に相当する．また東海道・山陽新幹線で主に使用されているN700系は全長400 m，16両編成，定員1,323名(最新型N700Sは1,319名)で，最大の旅客機エアバスA380(最大定員652名)の約2倍である．加えて運行本数は東海道新幹線だけでも1日約320〜400本で，運行間隔も最も短い場合3分と，大都市地下鉄並みの過密さである[4)]．年間2億8千万人(1日平均75万人)以上を運び，この50年で延べ乗客数は70億人以上が利用してきた．また車両は後に述べるように気密構造となっている.

鉄道施設では新幹線は諸外国の高速鉄道と比較し，いくつか特異な点がある．JRの在来線の線路幅(ゲージ)は狭軌(1,067 mm)だが，新幹線は抜本的な速度向上や輸送力強化のため，標準軌(1,435 mm)を採用した[1,3,5)]．線路，駅も在来線とは独立した「閉鎖システム」で構築され，在来線との乗り入れは原則不可能である．一方，欧州の鉄道などはもともと標準軌で，主要路線は高速用に整備されていた．速度向上のなかで，隘路となる区間にバイパスとして高速路線を増設し，在来線と有機的に接続し，高速列車を運行する方法で発達した．したがって在来線への乗り入れも容易で，駅なども多くは共用である[4)]．しかしこの方式では，普通列車や貨物列車などさまざまな速度の車両が同一線路を共有するため，高速列車の運用本数が制限される欠点がある.

高速鉄道は直線区間が多く，カーブ(最小曲線半径)も緩やかである[1)]．カーブも遠心力による脱線を回避しつつ高速で通過できるよう線路，車両の双方が工夫されている[5)]．新幹線は外国の高速鉄道に比べ高架橋とトンネルが多い[6)]．国土の70%を山が占める日本はトンネルがとりわけ多く，東海道新幹線で全区間の15%，山陽新幹線で約50%，九州新幹線の一部区間では70%を占める．どの路線も長いトンネルを含み，なかには全長10〜20 km以上のものもある．また駅間距離も平均約30 kmと長い．最も長いのは青函トンネル(53.85 km)を挟む北海道新幹線の奥津軽いまべつ・木古内間74.8 km，地上駅間では東海道新幹線の米原・京都間68.1 kmである.

つまり新幹線とは高速走行車両のみでなく，トンネル，高架橋，長い駅間距離などの鉄道施設や独自の列車運行制御システムをもとに，高速・高密度・大量旅客輸送に特化した交通システム全体を指すといえる[7,8]．こうした新幹線の特徴が，身体に及ぼす影響や，疾病・傷害が車内で生じた際の救援・救助や避難面からの課題を述べたい．

新幹線車内で起こりうる疾病

1．救急疾患

2012年のJR東海によると，東海道新幹線車内の急病人は2011年度計285人．114人が医師の協力をうけ，45人が救急搬送された[9]．脳卒中，てんかん発作，心筋梗塞，大動脈瘤破裂などの救急疾患は，新幹線に限らずどこでも起こりうる．新幹線では，早急な治療が必要な緊急事態の際は最寄り駅で停車し，そこで待機した救急隊などに患者を引き渡し，近隣の救急医療機関に搬送し対処している．なお新幹線ではすべての駅と全編成に自動体外式除細動器(AED)が配備されている[10]．またJR東海・西日本では医療支援用具として，パルスオキシメーター，聴診器，血圧計，ペンライトの4種が[11]，JR東日本・北海道ではこれに加え，舌圧子，アルコールシート，簡易手袋の7種が搭載されている[12]．そのほか救急用品として，絆創膏，サージカルテープ，包帯，三角巾，ガーゼ，毛抜き，ハサミ，ピンセット，止血パッド，ゴム手袋，油紙，消毒液も準備されている[13]．

2．乗り物酔い

乗り物酔いは動揺病(motion sickness：MS)といわれ，その詳細は完全には解明されていないが，「感覚混乱および神経ミスマッチ説」(sensory conflict and neural mismatch theory)が，最も有力である[14]．生体は内耳の前庭器官が直線運動を，半規管が回転運動を感知し，感知した情報を脳が統合し，姿勢を保持している．MSは，実際の動きで覚知された平衡感覚情報や，視覚情報から統合された感覚と，通常の状態や記憶から脳内で予想される状況と合致せず，脳が混乱をきたし，これが自律神経系にも波及することで生じると考えられている．乗り物は複雑な振動や回転を伴うことが多く，MSが誘発されやすい．船酔いや車酔いが代表である．

症状は浮遊感を中心とするめまいではじまり，内臓副交感神経の刺激により，あくび，生唾などを伴い，次第に頭痛，顔面蒼白，冷汗，嘔気，胃部不快感などの症状が出現する．さらに悪化すると嘔吐もきたす[15]．MS は幼児や高齢者では少なく，就学児童年齢以降で増加し，また女性に多く，片頭痛患者では起こりやすい．個人差も大きく，遺伝的な素因も指摘されている[14]．

鉄道では MS は比較的起こりにくいとされる[16]．しかし最近は新幹線も含め，高速化のためカーブ通過時の遠心力を車体が内側に傾くことで相殺し，高速での曲線通過を可能とする，車体傾斜装置付きの車両が増加している[17]．**車体傾斜装置付きの車両では MS が生じやすい**．MS に最も関連するのは車体傾斜時に生じる 0.25〜0.32 Hz の低周波左右振動とされる[16]．この振動を低減する技術も実用化されているが[18]，MS は個人差も大きい．

対策は，前日は睡眠を十分にとり，座席は進行方向向きで外景がよく見える位置とし，とくに MS の既往のある人は読書やパソコンは避け，遠くの景色を見るようにする，食物などの匂いが強いものを避ける，などである．薬物療法としては，中枢性の抗コリン作用を有し，感覚混乱を抑制する作用のある**スコポラミン臭化物**，**抗ヒスタミン薬**などが有効で，実際，“酔い止め”の市販薬の多くに含有されている[14,15]．

3．一次性頭痛

一次性頭痛のなかでも片頭痛は新幹線乗車時に発作が起こりやすく，頭痛に加え，嘔気・嘔吐を伴うことが多い．片頭痛には誘発因子が知られ，**密閉空間（臭い），人混み，振動，トンネル通過での明暗の変化や，後述する車内の気圧変化など**，車内は片頭痛を誘発しやすい状況が多い[19]．頭痛患者には原則は予防的な鎮痛剤の内服は勧めないが，新幹線乗車時に片頭痛発作が起こったことのある患者には，**頭痛薬（主に NSAIDs）と制吐薬の乗車前の予防的内服**を勧めており，効果がある．乗車時もトリプタン製剤などをかならず携行し，発作早期に飲むよう指導する．

車内の気圧変化で発生する症状

1．耳ツン現象

飛行機の上昇，下降時に耳が詰まる感じを経験する．これは，飛行機の高度に伴い，気圧が変化し，とくに中耳，外耳の間に圧格差が生じることが原因である．同様の現象が地表を走る新幹線でも生じうる．とくにトンネル進入時に顕著である．列車がトンネルに入ると，車体側面とトンネル壁の間の狭い空間の気流が速くなり，この部分の気圧が低くなり，結果として車内か

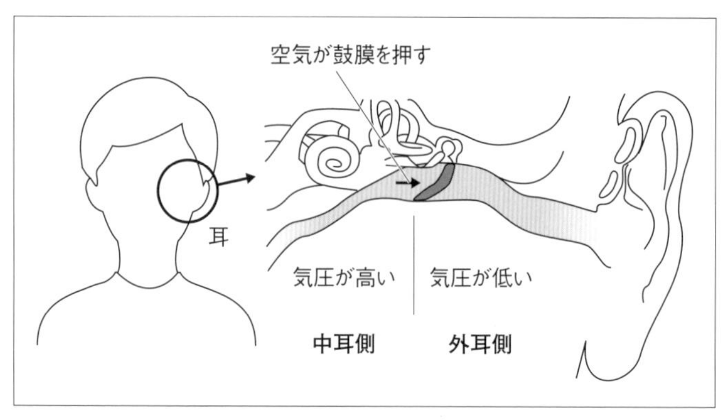

図1 "耳ツン" 現象の機序[7)]
列車のトンネル進入で，車内から空気が外に吸い出され，車内は陰圧になる．この気圧変化が鼓膜を挟んで外耳と中耳の圧格差として感じられ，"耳ツン" となる．

ら空気が外に吸い出され，車内は陰圧になる．この気圧変化が鼓膜を挟んで外耳と中耳の圧格差として感じられる[4)]．これが**"耳ツン"現象**である(**図1**；「Column」参照)[7)]．これは新幹線の開発段階で確認され，この症状を緩和するために，車内空気を密閉する気密構造化対策が講じられた．車両の気密化の技術は進歩している一方，最高速度もアップしており，気圧変化は完全には解消されていない．対処法は，水や唾を飲む，あくびをする，耳抜きなど

Column

耳ツン現象

新幹線の "耳ツン現象" は，新幹線開業前，現在の小田原～新横浜の一部に相当する「鴨宮モデル線」という実験線で，トンネル進入時の実験車両で確認された．急遽気密化する対策がとられたが，当初は客室のみでデッキや洗面室(トイレ)は未設定であった．そのため開業後，トイレで便器の汚水や汚物が突然吹き上がり，乗客の衣服を汚すといった問題が起こった．これはトンネルで長い列車同士がすれ違う際に，汚物タンクと，気密構造をとっていないトイレ室の間で急激な気圧差が生じ，タンクから汚物や汚水が一気に逆流し，噴出したことが原因であった．これは短距離の実験線では想定外の事態であった．このため客室やトイレも含めすべて気密構造に改造され，現在に至っている．

で耳管を開き，中耳と外耳の圧格差を解消させる，などである．

2. 新幹線頭痛——飛行機頭痛の亜型の可能性

筆者らは新幹線乗車時にのみ頭痛を生じる症例を経験した[20]．患者は片頭痛などの一次性頭痛はなく，数年前，飛行機搭乗時に頭痛の既往があった．出張や旅行で新幹線に乗車後，30分～1時間程で前頭部から頭部全体に頭痛が出現し，発生後数分でピークに至る．時に嘔気を伴うが嘔吐はなく，閃輝暗点や流涙や鼻閉もない．頭痛を我慢して目的地に着き，駅のベンチで10分程休むと頭痛は終息する．毎回起こるわけではなく，新幹線乗車3～4回に1回程である．新幹線以外の在来線，自動車，バスでは頭痛が起こらない．理学的，神経学的に異常なく，血液検査や頭部MRIも正常であった．筆者らは，この頭痛（**高速鉄道頭痛**，bullet train headache：**BH**）は**飛行機頭痛**（airplane headache：**AH**）と類似点が多く，その亜型と考えている．

AHは飛行機搭乗時のみに生じる頭痛で，前頭部から眼窩部に多く，約9割は飛行機の離着陸時，とくに着陸下降時に生じ，ほとんど着陸後30分以内に消失する[21]．搭乗のたびに起こる人は少なく，多くは数回に1回の頻度である．AHは，気圧変化に起因する病態が考えられている．客室の気圧は飛行機の上昇で下がり，下降で上昇する．気温が一定の場合，ボイルの法則に従い，空気は気圧が下がると膨張し，気圧が上がると収縮する．頭蓋骨は前方に副鼻腔があり，鼻腔と穴で連絡し，通常は自由に空気が交通している．しかし鼻粘膜の炎症やアレルギー，あるいは閉塞しやすい副鼻腔の解剖学的構造などで穴が閉塞し，副鼻腔内に空気が閉じ込められると，中の空気は飛行機の上昇時に膨張し，下降時には収縮する（**図2**）．気圧格差が極端な場合，著しく膨張・収縮が強い炎症を引き起こすこともある．この機序は**気圧性外傷**（barotrauma）ともいわれている[22]．AHはこうした気圧性外傷が関係していると考えられている．AHが毎回起こるわけではない理由は，患者自身の副鼻腔の空気の通過障害の程度のほか，客室内の温度，湿度や上昇降下の速度や角度など圧変化に関連する複合的な要因が重なったとき，AHが生じると考えられている．

一方，高速鉄道では長編成の車両が高速で地表を走行するうえ，対向列車とすれ違い，またトンネルという狭く長い管状構造物内を断続的に走行するという特殊な状況があり，特有の圧変化を招くことが知られている[23]．先の"耳ツン"現象で述べたように，列車のトンネル進入で車内は陰圧になる．加

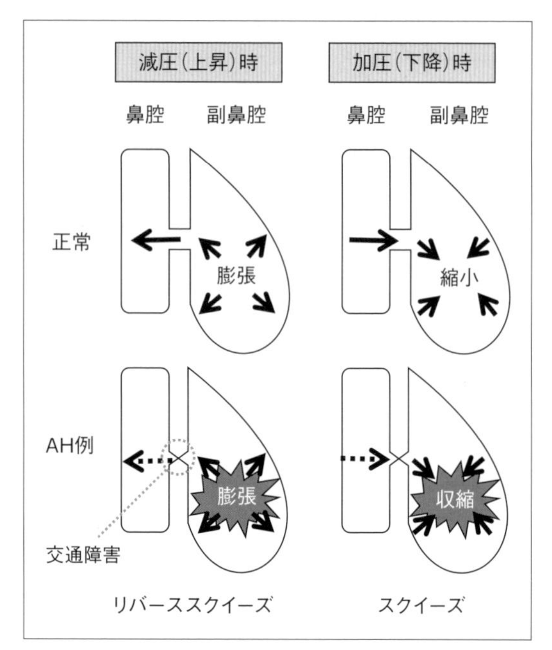

図2 飛行機頭痛の発症機序
ボイルの法則により，空気は気圧の低下で膨張し，上昇で収縮する．正常では鼻腔と副鼻腔は交通しており，空気は膨張・収縮に伴い自由に出入りしている(受動的ホメオスタシス)．飛行機頭痛(AH)症例では副鼻腔と鼻腔に交通障害があり，空気が副鼻腔内に閉じ込められた状態で膨張・収縮するため組織に傷害，炎症をきたし，頭痛をきたす(収縮時をスクイーズ，膨張時をリバーススクイーズと称する)．

えて列車が高速でトンネルに入ると，列車先頭部はちょうど紙鉄砲のように前面の空気を押し込む形となり，前方に気圧の高い圧縮波が発生し，列車に先行する．こうした状況で，トンネル内で列車同士がすれ違うと，対向列車からの気圧波をうけ一瞬，一気に気圧は高くなる．その直後，すれ違いによる列車同士の狭い空間の気流で，気圧は急速に陰圧となる(**図3**)[4]．この際，車内の気圧は短時間に陰圧から陽圧，そして陰圧と変化し，最大で15〜40 hPa(11.3〜30 mmHg)程度変化する[24,25]．トンネル通過，列車擦れ違いの繰返しなどで，変化が頻回に反復することが特徴である．こうした急速で反復する気圧変化がBHを招来している可能性がある．BHも，AH同様毎回起こ

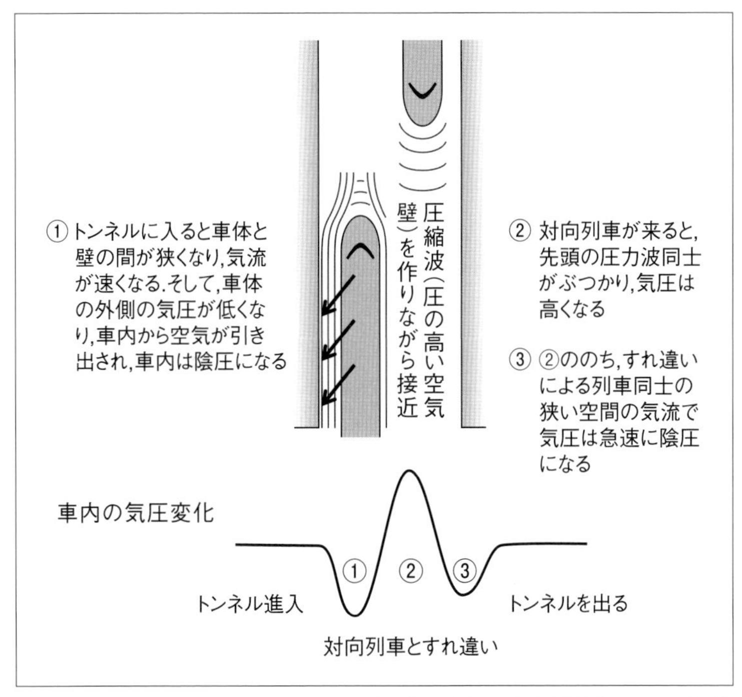

図3　高速列車走行時のトンネル内での車内気圧変化の機序(文献[4]をもとに作成)

るわけではない.空気の交通障害が起こりやすい副鼻腔の状況に加え,気圧変化に付帯する諸要因,たとえば乗車位置が先頭寄りか後ろ寄りか,座席が窓側か通路側か,車内温度,湿度や走行速度,トンネル数やすれ違いの列車本数など,複合的な要因が重なった結果,BHが起こると考えている.

火災・傷害事件

1. 火災事件

2015年6月30日,新横浜〜小田原間を走行中の東海道新幹線車内で男がガソリンで焼身自殺をはかり火災が発生した事例で,**新幹線で初の列車火災事故となった**[26,27].発生場所が1号車最前部だったため,大部分の乗客は後方車両に避難できたが,煙は2号車まで蔓延した.列車は明かり区間(非トンネル区間)の線路上に緊急停止し,火災は乗務員(運転士)が消火器で消し止めた.小田原消防署と救急医が現場で29名(乗客27名と乗務員2名)をトリアージし，赤(重症)4 名，黄(中等症)6 名，緑(軽症)18 名，黒(死亡)1 名で，現場で 2 名が気管内挿管，4 名が補液加療，10 名以上が酸素吸入を受け，1 名に心肺蘇生を行った．うち 23 名(赤 1 名，黄 5 名，緑 17 名)が O 市民病院に搬送され，赤 1 名は重症気道熱傷と心肺停止で死亡，黄 5 名は軽度の一酸化炭素中毒と軽度気道熱傷，17 名は軽度の気道熱傷と診断された．他の 5 名(赤 3 名，黄 1 名，緑 1 名)は T 大学病院に搬送され，全例が一酸化炭素中毒と診断され高圧酸素療法を実施し，1 名は重症気道熱傷で人工呼吸管理を要した．結果的に 27 名が救命された．新幹線車両は火災対策として不燃・難燃素材を使用しているが，ガソリンなどの可燃物質の火災では限界があり，また気密構造の車両は酸素欠乏に加え，一酸化炭素や有毒ガスが車内に充満しやすいという課題がある．また1972年の北陸トンネル列車火災事故の教訓から，トンネル内で出火した際は，原則，明かり区間(非トンネル区間)まで走行し停止するとしているが[27,28]，長大トンネルの多い山間部で，消火や救助に安全で有効な停車場所を確保できるかという課題もある．

2. 傷害事件

新幹線車内で今まで 3 件の傷害死亡事件が発生している．1 件は停車中，他の 2 件は走行中の刃物による刺傷である．なかでも 2018 年 6 月 9 日，東海道新幹線が新横浜～小田原を走行中，犯人が近くの女性 2 人に切り付け，女性を助けようと勇敢に立ち向かった男性が犯人と揉みあいの末，複数の切創を受け失血死した事件は傷ましい[29]．切創を負った女性には同乗の医療関係者が止血措置を行った．これらの事件を受け，JR 各社は車両に護身用に防護盾，防刃ベスト，防刃手袋，警戒杖を搭載し，さらに乗務員はフラッシュライト，催涙スプレーを携行することとした[13]．また車両出入口付近に加え，車内に計 4 カ所の防犯カメラを設置した．

その他――事故と自然災害

1. 事故

2017 年 12 月 11 日，「のぞみ」の車両が，博多駅発車直後から異常な音や振動に気づきながら，名古屋駅で運転取りやめと判断するまで列車を運行させた事例がある．台車に亀裂等が発見され，一歩間違えれば大惨事に至った重大インシデントで，新幹線の安全性に対する社会の信頼は揺らいだ[30]．

ここで思い出されるのが 1998 年 6 月 3 日，ドイツ連邦共和国の高速鉄道

ICE（InterCity Express；最大定員759名）が，車輪の設計ミスから時速200 kmの高速走行中に車輪が破断，脱線，転覆し，死者101名，重軽傷者103名を出したエシェデの事故である[31]．時速200 kmの事故の人体に及ぶ衝撃や，周辺施設への破壊力は，鉄道事故よりも航空機事故に近いといわれた．この事故で特筆すべきはドイツの救急医療の迅速さである．平日昼間の事故とはいえ，発生16分後には近隣医療機関から最初の救急医が到着し，計83名の医師が現場に入った．そして発生4時間以内に救命救急士を含む1,844名のさまざまな組織の人員が救援にあたった．また救援ヘリコプター39機が事故現場に集結し，負傷者が特定の医療機関に集中しないよう，傷害の程度に応じ，車やヘリで計22の病院に分配搬送した．受傷者103名も1名を除き，2時間以内に搬送された．救助関係者の多くが大災害ははじめてにもかかわらず，多職種がその場で組織的に連携した成果であった．

火災や外傷，あるいはエシェデの事故のような事態は絶対あってはならないが，残念ながら，もはや“想定外”の事態ではない．これは鉄道会社の防災訓練のみでは対応できない．

2. 自然災害

今後，懸念されるのは**南海トラフ地震**である[32]．新幹線路線は日本列島に沿い，地震多発地帯である海溝やトラフと並行するかのように敷設されている．新幹線では地震波を感知し，列車を緊急停車させる優れたシステムが実用化され[7]，実際，東日本大震災に遭遇した運行中の車両のほとんどがこのシステムで問題なく停止し，新幹線の地震外傷はなかった[3]．それでも他の地震も含め，車両の脱線事例はあり，なかには危うく転覆一歩手前の例もある．また阪神淡路大震災では山陽新幹線の高架橋が崩落した．震災発生が始発前の早朝だったため車両被害は免れたが，運行中であれば大災害となったことは想像に難くない[3]．

大地震で車両が安全に停止しても，路線の保安上の問題，供給電力の問題などからただちに運行再開となることはまずない．電力の課題では，最新型のN700S車両はリチウム蓄電池を搭載し，架線給電が不能となっても，最寄り駅や明かり区間など乗客避難が容易な場所まで最低限の自走が可能となっている[33]．しかし東日本大震災では，閉鎖システムで構築された新幹線では，線路上に緊急停車した乗客の救援・避難に最大1日近くの時間を要した[34]．計画運休の普及で台風では少なくなったが，地震や豪雨などの自然災害で車内に長時間据え置かれる状況はたびたび発生している．自然災害への対応は **“自助，共助，公助”** である[35]．その観点からも乗車時は万一の事態を想定し，最低，水分と非常食を携行することが望まれる．災害や事故の際，医療者は，同じ被災者でありながら救援者としての役割を，外的にも自身の内面からも希求される[36]．自らの安全と健康を確保したうえで，冷静に対応することが望まれる．

文献

1）高速鉄道研究会編著．新幹線—高速鉄道技術のすべて．山海堂；2003.
2）Hughes M. The Second Age of Rail：A History of High-Speed Trains. History Press；2015.
3）曽根悟．新幹線 50 年の技術史．講談社；2014.
4）佐藤芳彦．図解・TGV vs. 新幹線—日仏高速鉄道を徹底比較．講談社；2008.
5）小島英俊．鉄道技術の日本史．中央公論新社；2015.
6）Koyama Y. Railway construction in Japan. JRTR 1997；14：36-41.
7）川辺謙一．図解・新幹線運行のメカニズム．講談社；2012.
8）Smith RA. The Shinkansen- world leading high-speed railway system. JRTR 2014；64：6-17.
9）日本経済新聞．JR 東海など，新幹線に医療セット　聴診器など常備．（http://www.nikkei.com/article/DGXNASFD27017_X20C13A6CN8000/）
10）JR 東海．安全報告書 2020．（http://company.jr-central.co.jp/company/achievement/report/solidarity.html）
11）JR 東海．東海道・山陽新幹線の全編成への協力医師支援用具の搭載について．（https://jr-central.co.jp/news/release/_pdf/000018850.pdf）
12）JR 東日本．新幹線・特急列車へ医師支援用具を搭載します．（https://www.jreast.co.jp/press/2013/20140215.pdf）
13）東海旅客鉄道株式会社．東海道新幹線 安全確保に向けた車内搭載品の充実等について．（http//jr-central.co.jp/news/release/nws002513.html）
14）Zhang LL et al. CNS Neurosci Ther 2016；22：15-24.
15）Schmäl F. Pharmacology 2013；91：229-41.
16）鈴木浩明・他．人間工学 2003；39：267-74.
17）小泉智志．計測と制御 2006；45：779-84.
18）風戸昭人．RRR 2011；68(10)：2-5.
19）竹島多賀夫．迷わない！見逃さない！頭痛診療の極意．丸善出版；2014.
20）伊藤泰広・他．日本頭痛学会誌 2013；40：400.
21）Bui SBD, Gazerani P. J Headache Pain 2017；18：84.
22）Weitzel EK et al. Aviat Space Environ Med 2008；79：50-3.
23）小澤智．ながれ 2002；21：346-53.
24）小林實・他．日本機械学会論文集 1995；61：256-62.
25）千田忠男，上畑鉄之丞．杏林医学会雑誌 1982；3：461-6.
26）Morita S et al. Burns 2016；42：232-3.
27）運輸安全委員会．鉄道事故調査報告書．2016．（https://www.mlit.go.jp/jtsb/railway/

rep-acci/RA2016-5-2.pdf）
28）久宗周二，福司光成．高崎経済大学論集 2012；54：109-20.
29）産経ニュース．新幹線 3 人殺傷．（https://www.sankei.com/affairs/news/180610/afr1806100001-n1.html）
30）運輸安全委員会．鉄道重大インシデント報告書．2019.（https://www.mlit.go.jp/jtsb/railway/rep-inci/RI2019-1-1.pdf）
31）Oestern HJ et al. J Orthop Trauma 2000；14：287-90.
32）石橋克彦．南海トラフ巨大地震―歴史・科学・社会．岩波書店；2014.
33）福島隆文．鉄道ファン 2020；714：46-53.
34）東北の鉄道震災復興誌編集委員会編，国土交通省東北運輸局監．よみがえれ！ みちのくの鉄道．デイリー・インフォメーション東北支社；2012.
35）山岡耕春．南海トラフ地震．岩波書店；2016.
36）石巻赤十字病院，由井りょう子．石巻赤十字病院の 100 日間（増補版）．小学館；2016.

＊　＊　＊

新幹線の車内医療設備(医療キットや多目的室など)と課題

杉山淳一(鉄道ライター)

Point

- すべての新幹線車両に多目的室があり，大人1名分の簡易ベッドを備えている．緊急処置に利用できる．
- すべての新幹線車両にパルスオキシメーター・汎用聴診器・手動血圧計・ペンライトなどの医療キットを搭載している．ただし，このほかの品目は路線ごとに差異がある．
- 緊急医療対応のためであれば，本来の通過駅でも停車して救急隊に引き継ぎ可能．ただし乗務員だけの判断ではなく，運輸指令所の指示が必要となるため，車掌に早めに指示を出すのが望ましい．

2021年3月現在，運行中の新幹線は東海道新幹線・山陽新幹線・九州新幹線(鹿児島ルート)・東北新幹線・北海道新幹線・上越新幹線・北陸新幹線の7路線．また，在来線に直通する「ミニ新幹線」として，山形新幹線・秋田新幹線がある．これらすべての路線で車内に医療キットや多目的室を用意している．

JR東海によると，2017年度に医師等の協力が得られた事例は132件あり，このうち55件で医療キットを提供したという．JR東日本からは2019年に41件，2020年に11件との回答を得た．2020年は新型コロナウイルス感染症(COVID-19)に関連して乗客の総数が減っているためこの数字になった．

急病人対応は主に車掌長が行う

新幹線車内で急病人が発生した場合，車内放送で医療関係者によびかける場合がある．これは車掌の役目で，複数の車掌が乗務している場合は1名が「車掌長」として諸処の判断を行う．車掌長は改札，車内精算などの旅客対応のほか，運転士，運輸指令所と連絡を行う．急病人の容態によっては臨時停車などの特別処置が必要であり，その権限を持つ職種が車掌長だ．新幹線には車掌のほかに，車内販売などサービス業務を行う「パーサー」が乗務する場合がある．パーサーも急病人に対応するけれども，医療関係者との対応は主に車掌長である．

急病人を認知した場合は乗務員・パーサーに連絡して車掌長に取り次いでもらう．周囲に乗務員がおらず，緊急を要する場合は車内非常ボタンを押す．車内非常ボタンは車両の連結部，デッキとの仕切りドア付近にある．非常ボタンが押された場合は運転士と乗務員に通知され，列車は緊急停止する．

なお，車内で火災が発生した場合は非常ボタンを押してはいけない．新幹線は長大トンネルが多く，トンネル内で停止した場合は換気や避難ができず危険だからである．トンネル内で車両火災が起きた場合はトンネルを脱出するという判断も必要である．

東海道新幹線の N700A 型のうち，車体側面に大きな A のロゴがある編成は，デッキに緊急通報装置が設置されている．緊急通報装置は乗務員連絡機能のみで，運転士に緊急停止を求めない．JR 東海によると，最新型の N700S も緊急通報装置を搭載しており，今後，緊急通報装置を備えた車両を増やしていくとのことである．

新幹線車両の車掌室(乗務員室)の配置場所は次のとおり．

- **東海道新幹線……「のぞみ」「ひかり」「こだま」**
  16 両編成の 8 号車
- **山陽新幹線………「のぞみ」「ひかり」「こだま」「さくら」「みずほ」**
  16 両編成の 8 号車または 10 号車，8 両編成の 6 号車
- **九州新幹線………「さくら」「みずほ」「つばめ」**
  8 両編成の 6 号車，6 両編成の 4 号車
- **東北新幹線………「はやぶさ」「はやて」「やまびこ」「なすの」**
  10 両編成の 9 号車，7 両編成の 11 号車または 12 号車，6 両編成の 11 号車
- **山形新幹線………「つばさ」**
  7 両編成の 11 号車
- **秋田新幹線………「こまち」**
  7 両編成の 12 号車
- **北海道新幹線……「はやぶさ」「はやて」**
  10 両編成の 9 号車

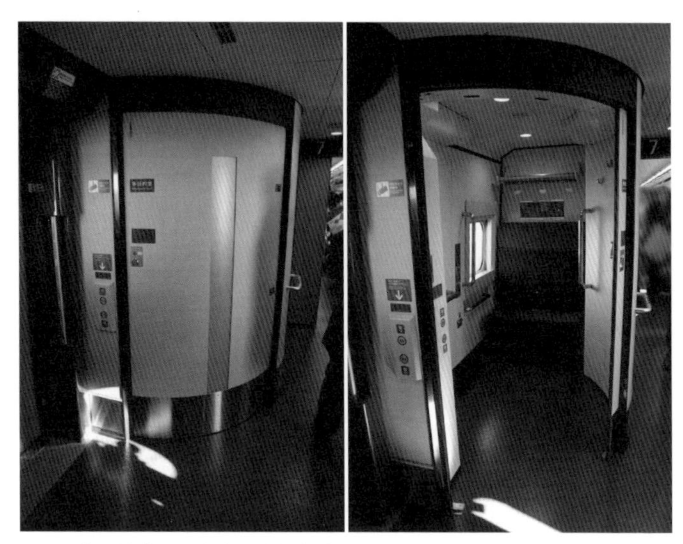

図1 多目的室の扉(左)・内部(右)(北陸新幹線 E7 系)

・**上越新幹線**………「とき」「たにがわ」「MAX とき」「MAX たにがわ」
10 両編成の 9 号車，12 両編成の 6 号車，8 両編成(2 階建て)の 8 号車，16 両編成(2 階建)の 5 号車と 13 号車

・**北陸新幹線**………「かがやき」「はくたか」「つるぎ」「あさま」
12 両編成の 6 号車

多目的室は全列車に用意

新幹線の急病人対応設備は多目的室の設置からはじまった．東海道新幹線開業の 10 年後，1974 年の増備車両に車いす対応個室が設置された．この個室は内部の壁に折りたたみベッドが格納されており，現在の多目的室の原型とも言える．その 2 年後にはビュッフェ(軽食販売所)付き車両に多目的室が設置された．これ以降，すべての新幹線車両に多目的室が設置されている．

多目的室の位置は次のとおり．

・**東海道新幹線**……「のぞみ」「ひかり」「こだま」
16 両編成の 11 号車

・**山陽新幹線**………「のぞみ」「ひかり」「こだま」「さくら」「みずほ」

16両編成の11号車，8両編成の7号車
・**九州新幹線………「さくら」「みずほ」「つばめ」**
8両編成の7号車，6両編成の5号車
・**東北新幹線………「はやぶさ」「はやて」「やまびこ」「なすの」**
10両編成の5号車または9号車，7両編成の11号車※または12号車※，6両編成の11号車※
・**山形新幹線………「つばさ」**
7両編成の11号車※
・**秋田新幹線………「こまち」**
7両編成の12号車※・**北海道新幹線……「はやぶさ」「はやて」**
10両編成の5号車
・**上越新幹線………「とき」「たにがわ」「MAXとき」「MAXたにがわ」**
10両編成の9号車，12両編成の7号車，8両編成(2階建て)の8号車，16両編成(2階建)の8号車と16号車
・**北陸新幹線………「かがやき」「はくたか」「つるぎ」「あさま」(図1)**
12両編成の7号車

※「つばさ」「こまち」用車両は増結車両となるため，単独でも11号車～17号車と付番される．また，東北新幹線内の列車として運用される場合がある．

多目的室の設置目的は急病人対応だけではなく，バリアフリー対応，授乳，オムツ交換など広範囲にわたる．通常は施錠されており，使用する場合は車掌に申告する．また，東海道・山陽・九州新幹線の多目的室はハンドル形電動車いす利用者などに予約販売するため，緊急時に利用できない場合がある．この場合は車掌長の判断により，多目的室の乗客に協力を願い出るなり，代替場所を手当することになる．

医療キットは新幹線全車両に搭載，ただし路線によって品目は異なる

新幹線では車掌長が絆創膏や消毒液，包帯などの応急セットを携帯していた．聴診器や血圧計などの医療器具については，2014年にJR東日本が新幹線の列車に搭載すると発表した．当初は聴診器，血圧計，パルスオキシメーター，ペンライト，舌圧子，アルコールシート，簡易手袋の7種であった．

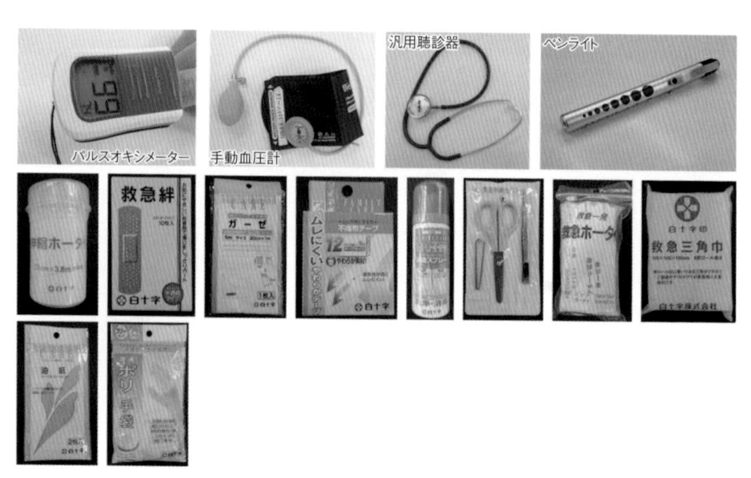

図2 車内搭載品(東海道・山陽新幹線)

他のJRもほぼ同様の装備を搭載した．その後，2018年6月9日に東海道新幹線車内で発生した殺傷事件を踏まえて，搭載品目が増えている．

現在の搭載品目は以下のとおり．

・東海道・山陽新幹線(図2)

パルスオキシメーター，汎用聴診器，手動血圧計，ペンライト，三角巾，止血パッド，ポリ手袋，油紙，応急処置セット(包帯，救急絆，ガーゼ，不織布テープ，消毒液，鋏・ピンセット・刺抜き)

※上記を1編成につき3カ所に搭載．

・東北・上越・北陸・秋田・山形新幹線(図3)

パルスオキシメーター，聴診器，血圧計，ペンライト，三角巾，油紙，舌圧子(3本)，ガーゼ(3袋 アルコールシート(3袋)救急絆セット 簡易手袋(5双)包帯(1本)ゴミ袋(3枚)乾電池(単4形6本)サージカルテープ，人工呼吸用マスク，救急ハサミ，「救急法の基礎知識」(1部)

※1編成あたりの搭載品，「はやぶさ」+「こまち」のように2編成を連結した列車ではそれぞれの編成に搭載される．

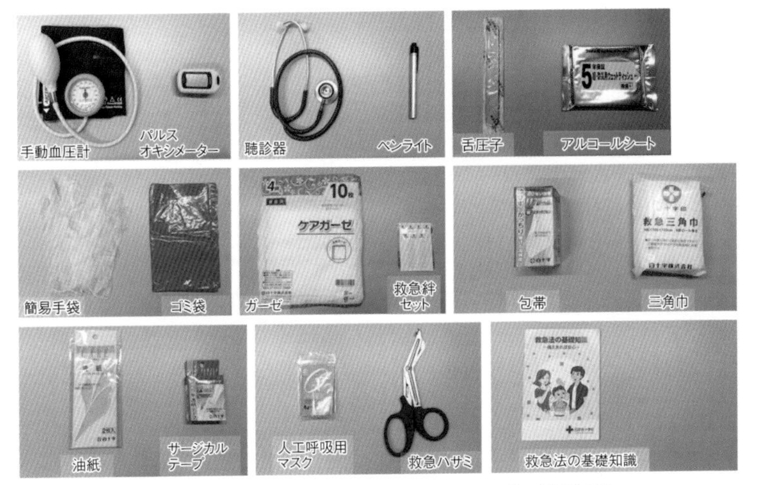

図 3　車内搭載品(東北・北海道・上越・北陸・秋田・山形新幹線)

・九州新幹線

パルスオキシメーター，汎用聴診器，手動血圧計，ペンライト，三角巾，止血パッド，油紙，包帯，絆創膏，ガーゼ，サージカルテープ，ゴム手袋，消毒液，はさみ・ピンセット・毛抜き

※上記を 1 編成につき 2 カ所に配置.

品目名は JR 各社の呼称をそのまま掲載した．たとえばサージカルテープと不織布テープは同様と思われるけれども，車掌に伝える場合は各社の用語に合わせたほうが通じやすいと思われる.

なお，AED の設置場所は次のとおり.

・東海道新幹線……「のぞみ」「ひかり」「こだま」

16 両編成の 8 号車

・山陽新幹線………「のぞみ」「ひかり」「こだま」「さくら」「みずほ」

16 両編成の 8 号車または 10 号車，8 両編成の 6 号車

・九州新幹線………「さくら」「みずほ」「つばめ」

8 両編成の 6 号車，6 両編成の 4 号車

・東北新幹線………「はやぶさ」「はやて」「やまびこ」「なすの」

10両編成の5号車または6号車，7両編成の12号車または13号車，6両編成の12号車

- **山形新幹線………「つばさ」**

7両編成の12号車または13号車

- **秋田新幹線………「こまち」**

7両編成の12号車

- **北海道新幹線……「はやぶさ」「はやて」**

10両編成の5号車

- **上越新幹線………「とき」「たにがわ」「MAXとき」「MAXたにがわ」**

10両編成の6号車，12両編成の7号車，8両編成(2階建て)の8号車，16両編成(2階建)の5号車と13号車

- **北陸新幹線………「かがやき」「はくたか」「つるぎ」「あさま」**

12両編成の7号車

車内緊急対応の手順と今後の課題

新幹線に限らず，列車内の急病人対応については「最寄りの駅に停車し，救急医療へ引き継ぐ」が基本である．緊急度が高い場合，通過する予定の駅でも臨時停車を行う．

ただし，乗務員の独断では停車駅を決められない．かならず運輸指令所に連絡し，対応を仰ぐよう取り決められている．たとえば，通過駅によっては列車がプラットホームのない線路を通る．臨時停車させる場合，プラットホームのある線路へ進路を切り替える必要がある．この操作は乗務員にはできない．運輸指令所の管轄になる．

沿線地域の救急輸送や医療機関との連携も重要である．人里離れた駅に患者を降ろして救急車を待つより，大病院の最寄り駅や救急隊が待機できる駅まで運行するほうが適切である．鉄道無線で管轄の運輸指令所に報告し，救急体制が整った後，対応する駅を決定する．

したがって，車内の急患対応では，医療関係者と乗務員，運輸指令所の連携が重要である．患者の容態によって，最寄り駅に停車させるべきか，次の停車駅まで運転を継続するべきか，早めに判断し乗務員に伝える必要がある．新幹線の急患対応に課題があるとすれば，このような連携について，乗務員と医療関係者が協同して模擬訓練を実施するなどで，相互の理解を深めることであろう．

MEMO

MEMO

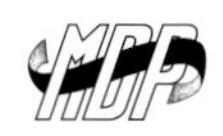

飛行機・新幹線内での医療ハンドブック
──「お客様の中にお医者様はいらっしゃいませんか？」と聞かれたら

ISBN 978-4-263-20687-4

2021年7月15日　第1版第1刷発行

編　者　下　畑　享　良

発行者　白　石　泰　夫

発行所　医歯薬出版株式会社

〒113－8612　東京都文京区本駒込1－7－10
TEL.（03）5395－7622（編集）・7616（販売）
FAX.（03）5395－7624（編集）・8563（販売）
https://www.ishiyaku.co.jp/
郵便振替番号 00190-5-13816

乱丁・落丁の際はお取り替えいたします　　印刷・三報社印刷／製本・明光社

MEMO